AF378093

Las heridas que no vemos

Las heridas que no vemos

Claves para entender y sanar el trauma

Begoña Aznárez

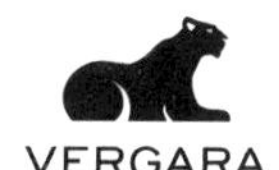

VERGARA

Papel certificado por el Forest Stewardship Council®

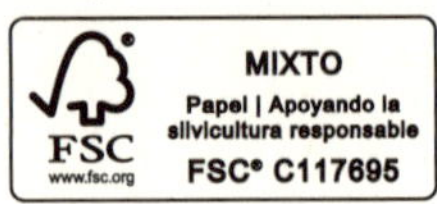

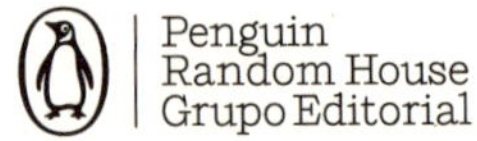

Primera edición: octubre de 2025

Printed in Spain — Impreso en España

ISBN: 978-84-10467-61-3
Depósito legal: B-14.464-2025

Compuesto en Llibresimes, S. L.

Impreso en Black Print CPI Ibérica
Sant Andreu de la Barca (Barcelona)

VE 6 7 6 1 3

ÍNDICE

*A mi marido y a mis hijos, principales responsables
de que me resulte bastante fácil generar polvo
de hadas cada día.*

*A James Rhodes, a quien no conozco,
pero con quien me siento en deuda
como profesional de la psicología.
Por haberle fallado. A él y a tantos otros...*

*A todos los que han sufrido y sufren
por causa de lo obligadamente silenciado.*

La primera y mayor victoria es
conquistarse a uno mismo.

PLATÓN

Prólogo a la segunda edición

Me emociona esta segunda edición, revisada, corregida y aumentada, de un libro que escribí en 2021 y que titulé *El trauma psíquico es de todos*. Y me emociona porque está reeditándose gracias a ti y a personas como tú que lo han comprado, lo han leído, lo han sufrido (porque, aviso, leerlo duele), lo han valorado (porque también aclara y alivia, explica y ayuda) y lo han recomendado.

Mi más profunda gratitud.

Begoña Aznárez
Madrid, 2025

Prólogo

Quienes trabajamos con personas sabemos que la eficacia de nuestra labor no depende tanto de qué hacemos como del modo en que lo hacemos. No es mejor profesional quien más sabe, sino quien es capaz de encontrar un modo sencillo y claro de explicar los procesos y de abordarlos de forma efectiva. Tanto más cuando se trata del alma humana y su dolor.

Somos muchas las personas que llevamos años esperando este libro, anhelando que Begoña encontrara el tiempo y la paz suficientes para escribirlo. Porque ella aúna ese qué con un «cómo» luminoso. Pero sus pacientes siempre iban antes, cada alma y su historia, cada trauma y su huella, cada niño o niña y su magia.

Begoña es una de las mejores profesionales que he conocido. José Luis diría, en ese estilo polarizado que a Begoña le gusta tanto, que es la mejor. Ha sido maestra y guía de más profesionales de los que ella puede imaginar. Por eso, escribir este prólogo es en sí mismo un honor y un regalo. Ella sabe que he dedicado mi vida profesional a dar voz a las personas cuya historia de trauma enmudeció, a romper ese silencio del que habla desde el comienzo. Y ha sido en parte gracias a ella.

Pero Begoña es algo más: es maga y vuela. Por eso, cuando empiezas a leer este libro, te llega una sensación de incredulidad; parece imposible describir de una forma tan sencilla lo complejo y nombrar el sufrimiento de una forma tan lúcida y valiente. Luego, según avanzas en la lectura, te vas quedando sin excusas: como terapeuta, para incorporar su propuesta técnica a tu trabajo, y como persona, para mirar o revisitar tu propia narración.

Es todo un reto lo que Begoña se propone: hablar sobre el trauma tanto a personas ajenas al ámbito psicoterapéutico pero que conocen el trauma (consciente o inconscientemente) y que se reconocerán en muchos pasajes del libro como a profesionales de la psicología y de la medicina. Ella lo dice claro: «Lo que sana es el vínculo». A lo largo de estas páginas, ella nos guía con sensibilidad, sincronía y presencia.

Este libro genera memoria explícita semántica en más de un nivel. Y mentaliza las intuiciones y sensaciones de «tripas» que muchos hemos tenido a lo largo de nuestra trayectoria profesional. Rompe el silencio. Y para quienes hemos tenido el privilegio de escuchar a Begoña en formaciones o conferencias, es toda una reexperimentación, casi como estar escuchándola. Begoña desarrolla aquí un abordaje terapéutico para intervenir con personas con historias de trauma. Existe poca literatura que describa los modelos técnicos de intervención de forma que puedan ser generalizados. Necesitamos lograr que los profesionales de la psicología y de la medicina sean capaces de leer la historia de trauma que hay detrás de la sintomatología emocional, conductual y somática, de tener esa mirada consciente que permite ver el horror, el miedo y el valor de la supervivencia.

Déjenme que acabe este prólogo eligiendo mi lección. Elijo la 49: «El vacío, el horror, el valor, la sanación». Pocas veces he leído un resumen que honre mejor a quienes han encontrado su forma única, propia y valiente de sanar su historia de trauma. Me quedo también con la luz que nos llega cuando en la lección 54 nos habla de ese «vínculo sano y sabio que generamos con nosotros mismos...». Ese que vemos aparecer en el alma, en los ojos, en las acciones y en la sonrisa de las personas en el contexto terapéutico. Ese que da sentido a lo que hacemos. Ese que, con suerte, logramos establecer con nuestro niño o niña interior.

PEPA HORNO GOICOECHEA
Psicóloga y consultora en infancia, afectividad y protección
Espirales Consultoría de Infancia

Introducción

¿Experimentas con demasiada frecuencia momentos de desconexión en los que, aunque te estén hablando, no te enteras de lo que te dicen? ¿Te sueles calificar como alguien muy despistado, olvidadizo o con falta de concentración? ¿Te cansas más de lo normal? ¿Te aquejan muchos síntomas o enfermedades? ¿Padeces insomnio desde hace tiempo? ¿Sufres de ansiedad, estado de ánimo deprimido o labilidad emocional? ¿Notas sensaciones corporales que, sospechas, pueden tener relación con algo que te pasó, aunque no lo recuerdes o prefieras no recordarlo? ¿Te han tachado de ser una persona hiperactiva o multitarea? ¿Tienes una pesadilla recurrente? Y una última pregunta: ¿eres de esas personas que piensan que un trauma ocurre en muy contadas ocasiones y a muy pocas personas?

Si has respondido que sí a más de una pregunta, este libro puede ayudarte. A través de su lectura:

- Pondrás nombre a muchas de las cosas que te ocurren, a ti o a otros a tu alrededor.
- Aprenderás conceptos que te ayudarán a entender experiencias.
- Encontrarás respuestas claras y concisas que explicarán eficazmente eso que experimentas y que te ha tenido preocu-

pado, dolorido, avergonzado o que te ha hecho sentir culpable durante mucho tiempo.
- Descubrirás algunas claves eficaces para dar los primeros pasos hacia un bienestar estable y duradero.

Ana, una de mis pacientes, diagnosticada de fibromialgia, tras una agotadora sesión en la que estuvo reconstruyendo y reexperimentando algunas escenas desagradables de su pasado, me dijo muy enfadada: «Tengo dieciséis cicatrices en mi cuerpo de dieciséis intervenciones quirúrgicas, seis de ellas en las manos y en los brazos. Y ahora me doy cuenta de que, probablemente, podría habérmelas ahorrado todas. Si alguien me hubiese visto, si hubiera podido contar...».

Esta rotunda afirmación de Ana puede parecer cuestionable, y tal vez lo sea. Pero da igual. Lo importante es que ella, por fin, se dio cuenta y verbalizó lo poco que fue vista y escuchada durante toda su vida. Ni su familia, ni sus profesores y profesoras, ni el personal médico, ni el personal de servicios sociales... Nadie. Nadie vio lo que le ocurría y a nadie se lo pudo contar. Esta es una cualidad que comparten las experiencias que se convierten en traumáticas, que no se les da ni la visibilidad ni la voz (ni las palabras) que necesitan.

Como veremos, un trauma puede ser cualquier acontecimiento que se ha experimentado con una intensidad emocional considerable y que se ha silenciado. El silencio del contexto que nos rodea resulta catastrófico. Se nos pide que callemos lo que nos ocurre y que sigamos adelante como si nada hubiera pasado. Y lo hacemos. Pero esto deja huellas. No en vano, lo más eficaz que podemos hacer para que algo no se convierta en traumático es hablar de ello, pensar en ello y soñar con ello. Así de simple y complejo a la vez.

> El trauma psíquico es universal y todo el mundo sufre, de una u otra manera, sus consecuencias.

Todos albergamos experiencias que nos impactaron emocionalmente y que debimos silenciar. Así lo indican las cifras. Los datos estadísticos son contundentes: solo en relación con la victimización sexual, en Europa, uno de cada cinco niños sufre una agresión de dicha naturaleza («Uno de cada cinco» es el lema de una campaña de sensibilización impulsada por el Consejo de Europa). Si incluimos otro tipo de experiencias, los porcentajes ascienden exponencialmente.

Por eso he querido escribir este libro, y lo he hecho.

Para ti, colega de profesión, tanto si estás empezando como si ya llevas unos años trabajando, pero quieres seguir formándote, profundizando y avanzando en tu ejercicio. Para ti, que no te asusta la idea de cambiar el día a día de tu práctica profesional ante la necesidad de incluir una mirada, una formación y una técnica acordes con la realidad de las historias de tus pacientes. Espero contribuir a nuestra labor.

Pero también para ti, lector, lectora no profesional de la psicoterapia. Para ti, porque convives con los recuerdos de unas experiencias que suponen una carga que todo lo contamina y condiciona. O porque tienes alrededor gente muy querida a la que ves sufrir y a la que no sabes cómo ayudar, ni siquiera entender, acompañar o escuchar; o incluso si conviene hacer algo de eso...Y para ti, que trabajas con niños y niñas, que los estás criando, compartiendo tareas de educación, atendiéndoles en tu consulta médica o de enfermería, jugando con ellos como canguro o monitora de campamento. Necesitan que los adultos pongamos palabras a lo que les ocurre.

En realidad, este libro es para todo aquel que quiera saber más acerca del trauma psíquico.

Lo he escrito tras tres décadas de experiencia acompañando a mis pacientes en la consulta y a mis alumnos en las aulas. Llevo mucho tiempo estudiando, formándome, investigando y trabajando en este tema. Constituye el núcleo de mi vida profesional. Así pues, lo que aquí expongo es de cosecha propia, para lo bueno y para lo malo. Es un material destilado, estrictamente profesional, que he querido compartir por una vía distinta a las que he empleado hasta ahora.

Mi idea es que las conclusiones a las que he llegado sirvan a varios objetivos:

- Disponer de una base teórica sólida pero asequible y fácil de entender sobre la clínica del trauma.
- Crear conciencia sobre la necesidad de mirar y valorar adecuadamente las experiencias traumáticas que no suelen considerarse como tales.
- Proporcionar a los profesionales de la psicoterapia una mirada nueva y unos hábitos imprescindibles.
- Aportar claves para entender y comenzar a transformar las heridas traumáticas.
- Y, por último, mostrar mi más profunda gratitud a todos mis pacientes por haberme enseñado tanto y por haber confiado en mí a pesar de los muchos errores cometidos a lo largo de tantos años. Quizá el objetivo más ambicioso.

Espero que el libro te sirva para seguir creciendo como persona o como profesional, que disfrutes tanto de su lectura como yo he disfrutado escribiéndolo.

He dividido el libro en sesenta y seis lecciones cortas y concisas para poder abarcar un espectro teórico amplio y hacer, a la vez, la lectura ágil y entretenida. Espero haberlo conseguido. Es preferible que se lean en orden, pues, en general, están concatenadas, aunque también pueden abordarse según la prioridad o el capricho de cada uno.

Además, he intercalado breves resúmenes que compilan lo más esencial de las lecciones. Espero que resulten útiles.

La primera entrada constituye una excepción, puesto que, más que exponer contenido teórico, utiliza una escena de *El pajarito blanco* de James M. Barrie (autor del conocido *Peter Pan*) para ilustrar una de las ideas fundamentales que se recogen en el libro: la importancia de tener a alguien que asuma el necesario papel de hacerse eco de lo que nos ocurre. Alguien que nos legitime, y nos ayude a poner voz y a narrar lo que experimentamos. Es mi intención que, al finalizar la lectura, quede absolutamente claro por qué esta escena es tan representativa y por qué la he elegido para «abrir el telón». La última lección recurrirá de nuevo a ella y compendiará todo lo expuesto en el libro.

Por último, he incluido una bibliografía breve con el objetivo de satisfacer la curiosidad y orientar la motivación de quien quiera ampliar la información sobre los «grandes temas» que se abordan en estas páginas. Sin embargo, creo que lo más importante se aprende gracias a la experiencia con pacientes y alumnos; no todo está en los libros (por suerte o por desgracia), como ya sabemos.

Primera parte

LECCIONES BÁSICAS Y NO TANTO

Lección 1

El pajarito blanco

Como decía en la introducción, *El pajarito blanco* es una novela escrita por James Matthew Barrie, el famoso escritor escocés autor de *Peter Pan*. De hecho, es el libro en el que presenta, por primera vez, a este inmortal personaje.

Barrie sabe lo que son las experiencias traumáticas, las infancias rotas, los padres que no miran, que no ven, que no consuelan.

Su hermano mayor murió con trece años, cuando él solo tenía seis. En ese mismo instante, el escritor lo perdió todo. «Todo es pura suposición hasta los seis años de vida», escribiría más tarde. Su madre enloqueció al perder a su hijo favorito. James anhelaba su mirada, su cariño, su reconocimiento. Tanto, que incluso se vestía con la ropa de su hermano muerto para obtener su atención por un instante.

—¿Eres tú, David? —le preguntaba su madre al verlo entrar en su habitación a oscuras.

Ella apenas salía de la cama.

Los segundos que duraba la confusión y el abrazo materno eran puro gozo. Pero enseguida llegaban el infierno de la realidad y el rechazo.

—Ah, no; solo eres tú...

El crío se refugiaba en los libros y en las historias que construía. Sufría tal soledad y abandono que incluso dejó de crecer.

Llegó a medir poco más de metro cincuenta, y ya entonces (hablamos de finales del siglo XIX), fue diagnosticado de enanismo psicógeno. Por lo visto, su madre repetía que su hijo David sería un niño eternamente. ¿Esperaba James no crecer y seguir siendo perpetuamente un niño para ser visto, por fin, por su madre? ¿Se negó el crecimiento al que su hermano no tuvo derecho? ¿Hubo un poco de ambas cosas?

En mi opinión, podemos conjeturar las respuestas más apropiadas a estas preguntas. Espero demostrarlo a través de cada una de las siguientes lecciones.

Pero no he traído a James Barrie solo por su historia personal, sino también, como decía, por su libro *El pajarito blanco*. Aunque poco conocido, es una verdadera joya. Me encanta su estilo narrativo. Los detalles que revelan su manera de entender el mundo infantil me parecen maravillosos y me emocionan. Hay en especial un párrafo dedicado a un momento clave del día en el que quiero centrarme. Se trata de ese instante en el que todos los seres humanos estamos especialmente sensibles. Se da al caer la tarde, cuando el día está acabando y se va acercando la noche, cuando las obligaciones están cumplidas, y es hora de retirarse y desconectar, de prepararse para dormir. ¿No es un momento difícil para la mayoría de las personas? Mi experiencia me dice que sí. ¿Por qué será? Veamos cuál es la premisa de Barrie:

¡Que Dios se apiade de las madres si no son realmente entrañables, pues sus hijos lo sabrán con certeza cuando llega ese breve instante del día en que las madres aparecen, a los ojos de sus pequeños, como lo que son!

El pavoroso momento suele llegar entre las seis y las siete de la tarde... Ella le da el beso de buenas noches y le acurruca entre las sábanas mientras él la mira fijamente con esos ojos grandes y misteriosos y le hace el repaso del día... Vosotros dos no tenéis edad, no hay ninguna experiencia en la vida que os separe; es la hora del muchacho y tú acudes para saber su opinión: «¿Me he portado bien hoy, querido hijo?».

Tienes que decirle eso, nada debes ocultarle, pues él lo sabe todo. Hay que ver cómo se parece su voz a la tuya a esas horas de la noche...[1]

¡Cuánta sensibilidad tienen los poetas y los escritores! A los profesionales de la psicología nos lleva años de estudio vislumbrar apreciaciones como esta; de estudio, de clínica, de trabajo personal y de investigación. Pero ellos miran el alma humana de frente y la plasman en el texto con una belleza y una clarividencia que sobrecogen. Continúa así:

Hay madres que evitan a sus hijos a esas horas de la tarde, pero eso no las salva. ¿Por qué tantas mujeres temen quedarse a solas con sus pensamientos entre las seis y las siete de la tarde? No te lo pregunto a ti, Mary, pues creo que cuando cierras la puerta de la habitación de David hay un brillo de alegría en tus ojos y te sobrecoge el sentimiento de quien sabe que el dios al que el niño reza tiene un rostro muy similar al de su madre.[2]

Permíteme que me repita: me sobrecoge este texto.

Representa a la perfección la esencia de las experiencias traumáticas. Pero no diré más. Al menos por ahora. Lo haré en las siguientes lecciones y retomaremos a James Barrie y su «teoría» para sacarle todo el jugo a esta maravillosa escena.

1. Barrie, J. M., *El pajarito blanco*, Barcelona, Malpaso, 2021.
2. *Ibidem.*

Lección 2

Una definición

Cualquier experiencia es susceptible de convertirse en traumática. Algunas no presentan ninguna duda. Son aquellas que en algunos textos sobre el tema se califican como «traumas con mayúsculas», por ejemplo: una violación, un tsunami, el abuso sexual infantil, un accidente de tráfico en el que muere un ser querido, etc.

Pero, tras muchos años acompañando a cientos de personas en su proceso de asimilar lo vivido en cada una de sus historias, creo que no me equivoco al afirmar que no importa el hecho, que lo que nos causa el trauma es vernos silenciados, sin voz para gritar y compartir lo ocurrido, que no legitimen lo que sentimos, estar solos, desprotegidos y escindidos.

Si mezclamos impacto emocional y silencio, el resultado solo puede ser una experiencia traumática. En mi opinión:

> Traumático es tener que guardar silencio en relación con cualquier cosa que nos ocurre y nos impacta emocionalmente.

Traumático es que nuestras experiencias no sean vistas, legitimadas, escuchadas y sostenidas. Traumático es tener que callar. Traumático es tener que refugiarnos en la división, el síntoma o la locura porque las figuras de protección no están en sintonía con nuestras necesidades y no encontramos otra salida, porque no la hay.

El **trauma psíquico** sería la herida resultante de no poder hablar, de negar e incluso disociar las experiencias con alto impacto emocional vividas. Dichas experiencias deberían haber sido compartidas con las figuras de apego para adquirir significado, para generar las creencias adecuadas sobre uno mismo y sobre el mundo y, en consecuencia, para posibilitar la adaptación y el aprendizaje.

Estoy segura de que más de uno estará sorprendido ante esta afirmación, por eso en las siguientes lecciones expondré los pasos que me han llevado hasta ella.

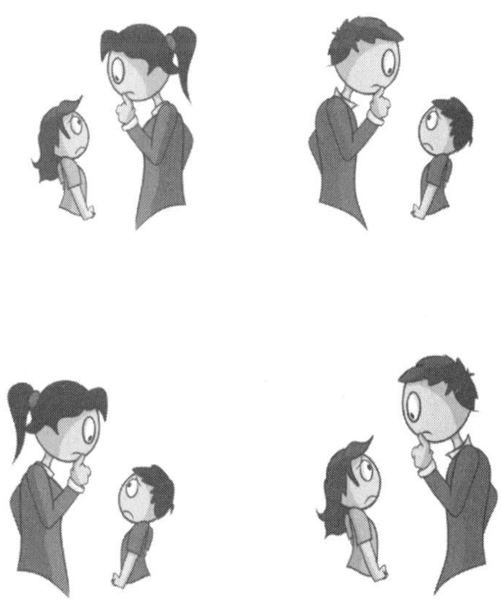

Lección 3

Equivalencia entre trauma físico y trauma psíquico

Empezaré por analizar la definición de «trauma». El diccionario de la RAE comienza aclarando que procede del término griego τραῦμα, que significa «herida» y ofrece tres definiciones:

> 1. *m.* Choque emocional que produce un daño duradero en el inconsciente.
> 2. *m.* Emoción o impresión negativa, fuerte y duradera.
> 3. *m.* Lesión duradera producida por un agente mecánico, generalmente externo.

No me parece casual que en las tres definiciones aparezca el adjetivo «duradero». En el caso del trauma psíquico, como hemos expuesto, es precisamente el tener que callar lo que va a convertir cualquier herida (¿podemos llamarla «herida del alma»?) en una lesión duradera y, con el tiempo, en traumática.

Tampoco es de extrañar que el estudio del trauma haya sido obviado o abordado de manera superficial. Lo malo es mejor apartarlo, tenerlo lejos.

Y así se ha venido haciendo históricamente. Durante siglos, el trauma psíquico (TP, en adelante) se ha considerado tan peligroso que sus manifestaciones y sus efectos se han achacado a posesiones demoniacas o a exóticos movimientos uterinos que explicaban por qué éramos las mujeres (ya de por sí seres considerados inferiores, más vulnerables e influenciables) las más afectadas.

El peligro del TP es de tal naturaleza que los esfuerzos para hacerle frente se han orientado siempre en una dirección que llevaba a transformarlo en algo físico que pudiese ser manejado por un médico. Al fin y al cabo, ¿no es más fácil examinar (y curar) una herida en la piel que una en el alma? Así las cosas, el estudio de los traumas físicos ha derivado en desarrollo y avances médicos, mientras que en relación con el TP todo es silencio, preguntas sin contestar, cuestionamiento e incluso retrocesos constantes. Hasta hace bien poco, eran los gurús, chamanes, brujos, confesores y magos de distinto origen y condición (también inquisidores, verdugos y otras salvaguardas de la moral y el orden, por supuesto) los únicos que se atrevían a ocuparse, con mejor o peor fortuna, de las heridas del alma. Y, claro, la psicología, heredera de todo este legado, aun siendo la ciencia más exacta que conozco, continúa considerándose poco menos que superchería. Es imprescindible que los clínicos actuales nos preguntemos qué tiene de peligroso el TP y que tratemos de responder.

Pero vayamos por partes. Empecemos por comparar las heridas de un trauma físico (TF) con las de un trauma psíquico (TP).

Primero, para ejemplificar y ver la equivalencia, veamos cómo se comporta el organismo cuando sufre un TF en forma de herida, por ejemplo, en la piel. La secuencia sería la siguiente: (1) herida en la piel, (2) ¡alarma/peligro!, (3) riesgo de infección y (4) posibilidad de que se produzca la muerte. Ante la amenaza de aniquilación, es lógico y razonable que el organismo ponga en marcha los mecanismos oportunos para contrarrestar los efectos de la herida. En ese sentido, nuestro cuerpo está provisto de un sistema de reparaciones que empieza automáticamente a funcionar en cuanto saltan las alarmas tras producirse la herida. Parece que el proceso de cicatrización epitelial conlleva una reacción en tres fases: inflamación, proliferación y remodelación. Curiosamente, la psicoterapia del trauma también consta de tres fases: estabilización, procesamiento de los recuerdos traumáticos y reconexión, pero esto lo trataremos más adelante.

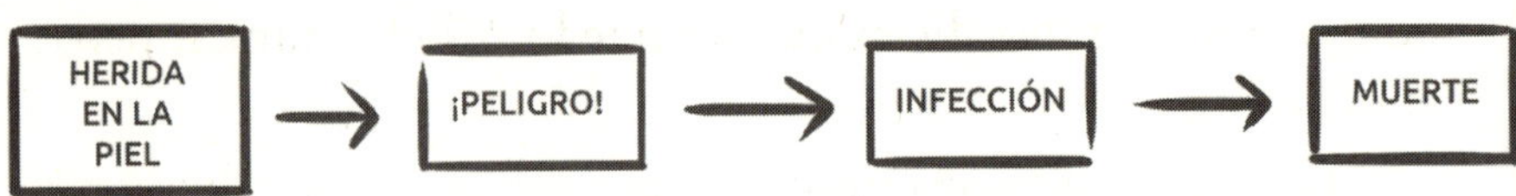

Comparativamente, estaremos de acuerdo en que un acontecimiento que produce un impacto emocional considerable nos deja alguna secuela que podemos calificar de herida. Por lo tanto, también saltarán las alarmas. ¿Por qué? ¿Cuál es el peligro en este caso? La clave para responder a esta pregunta está en las emociones y en el mensaje que transmiten, en aquello de lo que nos advierten. Y, una vez más, ese mensaje es de grave peligro.

Como ya comentábamos en la lección anterior, esto resulta muy evidente en aquellos acontecimientos en los que nuestra integridad física o la de nuestros seres cercanos (trauma vicario) se ve claramente comprometida, como en un accidente de coche o en un tsunami, por ejemplo. En otros casos, sin embargo, no parece tan claro ese mensaje de peligro grave. Cuando hablamos de negligencia parental, de carencias en el apego, de falta de sintonía emocional o de otras vivencias de naturaleza más sutil, tan comunes en la infancia y que tanta huella dejan, ¿por qué las emociones nos advierten del riesgo y hacen saltar alarmas? ¿Qué nos quieren transmitir? ¿Qué sería el equivalente a una infección en el trauma físico?

Yo sostengo que el gran peligro es la desvinculación. Cuando un niño vive las situaciones descritas más arriba, sus emociones, de alguna manera, le informan acerca de sus mayores, le dan cuenta de cuestiones como las siguientes: «Papá y mamá no están haciendo las cosas del todo bien, a lo mejor no son tan de fiar como yo pensaba. No se preocupan de lo que yo necesito, no me protegen, no me quieren lo suficiente. Les supera mi crianza y me culpan a mí, me castigan por no ser responsable, pero ellos tampoco lo son; me dicen que no puedo beber y fumar, pero ellos lo hacen...».

Si el niño legitimase esos mensajes y los diese por válidos sin dudar de sí mismo, experimentaría una sensación de peligro («Estoy arriesgando mi relación con ellos»), y no está en condiciones de hacerlo. El niño necesita vincularse y mantener ese vínculo con sus figuras de apego para sobrevivir. Si no lo hace, sabe que no tiene posibilidades. De nuevo, el mensaje final es de riesgo de aniquilación.

La secuencia podría quedar así esquematizada:

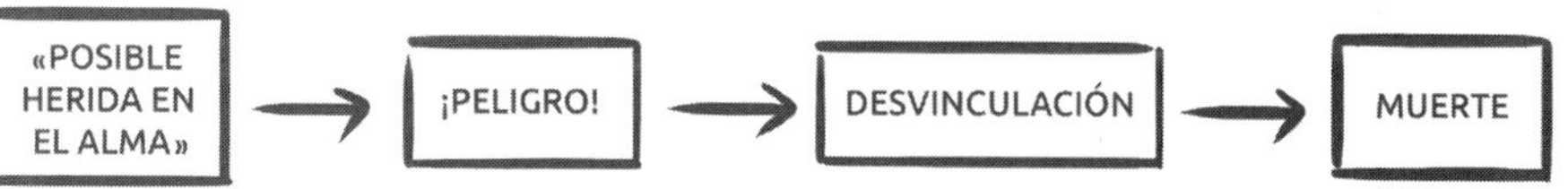

Afortunadamente, y como ya comentábamos en la introducción, también en este caso traemos de fábrica un maravilloso y sofisticado sistema de cicatrización o reparación de heridas del alma. Su funcionamiento se puede entender de forma muy sencilla si lo dividimos en tres actuaciones fundamentales: hablar de ello, pensar en ello y soñar con ello.

El ser humano se explica narrándose, así que tiene todo el sentido que la capacidad de contar historias y de otorgar significado a lo vivido a través de ellas sea innata. Al contarle a otro lo que nos ocurre, narrándolo a nuestra manera y teniendo a ese otro como espejo, vamos encontrando y confiriendo sentido a lo que vemos, a lo que experimentamos y a lo que somos.

Pero, si para llevar a cabo estas tareas podemos contar con nuestras figuras de cuidado, la herida cicatrizará adecuadamente y la experiencia se transformará en aprendizaje, pues la narrativa resultante contendrá todo el material necesario (bien traducido) y generará las creencias apropiadas sobre uno mismo y sobre lo que nos rodea.

El problema es que dichas tareas presentan importantes dificultades —lo veremos a continuación— y están asociadas al contexto exigiendo silencio.

Lección 4

Hablar de ello, pensar en ello, soñar con ello

Vamos a explorar ahora las dificultades que presentan las tareas de las que hemos hablado y que, a primera vista, parecen tan sencillas.

Hablar de ello

«Hablar... ¿con quién? ¿Contarlo? ¿Qué contar? ¿Cómo contarlo? ¿A quién? Imposible. Se enfadarán, se sentirán decepcionados, me castigarán, se morirán, no me querrán, me moriré, me matarán...».

Estas preguntas y afirmaciones son las que con frecuencia expresan las víctimas de sucesos traumáticos cuando consiguen hablar de ellos y nos revelan lo que sintieron y pensaron en el momento en el que ocurrieron. No es tan fácil hablar. No es sencillo discriminar qué contar y a quién cuando algo te advierte del grave peligro que corres si lo haces.

Aunque el primer impulso de todo ser humano cuando le sucede cualquier acontecimiento impactante es acudir llorando para ser consolado y «curado» por las figuras de apego, en el caso de determinadas experiencias, la amenaza de la desvinculación (y con ella, de la aniquilación) obliga al silencio. Sobre todo, en la infancia. La víctima calla y la gangrena se extiende. De hecho, la experiencia de los profesionales de la psicoterapia es que a nuestros pacientes todavía les cuesta mucho hablar de algunas cosas, aunque ya sean adultos y, aparentemente, el peligro haya pasado.

Iremos entendiendo a lo largo del libro los porqués de todo esto.

Quiero detenerme en una de esas preguntas formuladas más arriba y que me parece clave porque se extiende más allá de lo obvio: ¿qué contar? Toda experiencia consta de cierto contenido externo, fácil de relatar porque es aquello que se ha visto. Pero hay también una cantidad importante de contenido interno, lo que se ha percibido, sentido o notado (sensaciones corporales y emociones), que no es sencillo discernir y, ni mucho menos, narrar.

De la dificultad de compartir, de contar lo ocurrido, ya hemos hablado; vamos a profundizar ahora en el problema añadido de discriminar lo experimentado. Para ello, es necesario un trabajo previo de traducción. El niño no puede organizar la experiencia interna sin la ayuda de unos referentes externos. Estos, por lo general, sus padres, deberían ser capaces de sintonizar con las sensaciones y emociones de su hijo y, a partir de ahí, reconocer, nombrar, legitimar y enseñar a manejar todo lo que engloban. Es decir, deberían desarrollar la inteligencia emocional necesaria para traducir a sus hijos. Lamentablemente, eso no se enseña en ningún sitio.

La clave aquí está en el concepto de sintonización. La sintonía del cuidador con las necesidades del niño es imprescindible para llevar a cabo la traducción para ofrecer una respuesta contingente, es decir, acorde con lo que se le está pidiendo. Dicha respuesta es la base de lo que llamamos apego seguro, del que hablaremos más adelante.

Pero para que un cuidador pueda sintonizar con las necesidades del niño, ha tenido que ser previamente entrenado en esa tarea y, en consecuencia, haber aprendido, a través de la interacción con sus mayores, a legitimar, etiquetar y regular sus propios estados de ánimo. Solo si hay un trabajo previo del propio niño interior es posible hablar de sintonía, de traducción y de contingencia en la respuesta. Pero ya hemos dicho que esto no es lo que ocurre habitualmente.

Llegados a este punto, nos topamos con conceptos y tareas tan interesantes e imprescindibles como la mentalización. Aunque hablaremos más detenidamente sobre este concepto, podemos adelantar que mentalizar consiste en racionalizar los afectos, emociones y sensaciones, supone pensar sobre lo que sentimos y sentir lo que pensamos, trabajar para ser conscientes de nuestro mundo emocional y sensorial.

Pero, para bien y para mal, solo vamos a contar aquello que el otro puede escuchar. El aprendizaje de esta tarea de mentalizar depende de los otros y, en consecuencia, de su disponibilidad y receptividad, de su sintonía, su proximidad y su capacidad para responder. Todo lo que está subordinado a las habilidades ajenas puede no conseguirse nunca y ser eternamente demandado. En este sentido, examinaremos más adelante lo que yo llamo el bucle de la reivindicación.

Como los cuidadores no suelen estar entrenados, la experiencia interna no se traduce y el silencio se impone.

El contexto manda, sí. El sistema establece sus reglas, que dicen que ciertos temas no se airean. Y no me refiero solo a temas tan escabrosos como el abuso o el maltrato; tampoco se habla de lo mucho que «duele y asusta que mamá y papá no se lleven bien, que discutan, se griten y se enfaden; que me dejen todo el día con una cuidadora que no habla mi idioma y que tiene que encargarse de mis hermanos y de mí, hacer las tareas de la casa, y que, además, está deprimida porque se encuentra a miles de kilómetros de su hogar, de sus padres y de sus hijos, a los que echa horriblemente de menos; que no haya tiempo para estar conmigo y contestar a mis preguntas; que a nadie le importe lo que siento, por qué lloro o qué me preocupa, y, por tanto, que no se me pregunte por ello; que dude de mi derecho a ser querido, cuidado y protegido y que por eso no me atreva a reclamar nada; que sienta que me tratan mal en el colegio y que no diga nada porque sé que no me van a entender en casa y que encima, muy probablemente, dirán que soy yo el culpable y que me lo merezco, o que debería quejarme menos y espabilar, aprender a defenderme yo solito; que no se tengan en cuenta mis necesidades, pero me pase el día escuchando que todo se hace por mí, por mi bien, por mi futuro, porque se quiere lo mejor para mí...».

Te suena, ¿verdad? ¿No es este relato mucho más frecuente en las consultas de psicoterapia que el de un tsunami? ¿No son estos realmente los pequeños o grandes tsunamis que afrontamos en nuestro día a día?

Pensar en ello

Dos problemas surgen aquí.

El primero es que nuestra cultura recomienda que tras un acontecimiento emocionalmente perturbador «lo mejor es que no pienses en ello, que no le des más vueltas, quítatelo de la cabeza, haz borrón y cuenta nueva, pasa página. Le estás dando demasiada importancia; haz como si no hubiera ocurrido, ¿qué ganas pensando en ello? Parece que disfrutas rememorándolo...».

De nuevo, el contexto y sus mandatos entorpecen o bloquean la importante tarea de pensar en aquello tan perturbador que hemos vivido para tratar de encontrarle sentido y darle un significado. Ya decíamos antes que el ser humano se explica narrándose. Otorgamos significado a aquello que nos ocurre contándonos una historia, pero para ello hay que rememorar, compartir, pensar, sostener lo que internamente nos produce y así, poco a poco, sentirnos más empoderados (precioso término acuñado por Judith Herman y que empleamos mucho los que trabajamos con TP). Volveremos sobre este tema y lo ampliaremos a lo largo del libro.

El segundo problema está asociado con hablar sobre lo ocurrido y pensar en ello para dar significado. Esto conlleva generar ideas acerca de uno mismo, y también de los demás y del entorno. El pensamiento sustenta nuestras creencias. Si no se nos permite pensar, investigar, ahondar en aquello que estamos experimentando y se banaliza esta tarea (o incluso se la desprecia), una de las primeras conclusiones que obtendremos, una de las ideas que generaremos, es que aquello que sentimos no es válido, que está mal o que no es fiable. Nuestra autoimagen será negativa y, por supuesto, errónea.

> La producción de creencias equivocadas sobre uno mismo y sobre el mundo que nos rodea es uno de los peores daños colaterales que genera la vivencia de experiencias traumáticas y una de las cuestiones más difíciles de revertir.

Soñar con ello

Sobre esta tarea es más complicado intervenir conscientemente.

Al dormir, el cerebro intenta entender y procesar lo ocurrido durante el día para integrarlo adecuadamente. De esta manera, luego podrá acudir a ese material almacenado para enfrentar situaciones similares. Este proceso contribuye a convertir la experiencia en aprendizaje. Así es como vamos creando modelos de funcionamiento que nos van a servir de referencia en futuras ocasiones.

Este trabajo tiene lugar fundamentalmente en la etapa de sueño REM (siglas de *Rapid Eye Movement*), en la que, como su nombre indica, se observan movimientos muy rápidos de los ojos hacia uno y otro lado. Se les conoce como movimientos sacádicos.

Durante la fase de sueño REM, el cerebro desarrolla una gran actividad y, gracias a esos movimientos, se movilizan áreas cerebrales como el tálamo, la amígdala y el córtex prefrontal, que favorecen la memoria y el aprendizaje.

En definitiva, podemos afirmar que, *a priori*, contamos con lo que necesitamos para elaborar adecuadamente las experiencias que vivimos y convertirlas en esquemas que nos sirvan para llevar a cabo dos grandes tareas asociadas al aprendizaje: la memorización y la planificación por anticipación. No en vano, hablamos de «consultar con la almohada». Profundizaremos algo más sobre este tema de la creación de esquemas, la memorización y la anticipación cuando lleguemos a lecciones sobre la memoria.

Cuando lo que hemos vivido nos produce un gran impacto emocional, aparecen pesadillas, y estas serán más turbulentas y perturbadoras cuanto menos hayamos podido elaborar lo ocurrido durante la vigilia a partir de las dos tareas tan importantes que mencionábamos atrás: hablar de ello y pensar en ello. Si, por el contrario, callamos, tratamos de pasar página y olvidamos, las pesadillas se convertirán en el único punto de conexión con esos acontecimientos perturbadores vividos e incluso pueden mantenerse activas durante toda la vida.

Con frecuencia hemos experimentado o escuchado a otros, dentro o fuera de la consulta, hablar de pesadillas que se repiten día tras día y que resultan tan angustiantes que puede que hasta se intente evitar el momento de ir a la cama, corriendo el riesgo de cronificar un insomnio que durará hasta que por fin podamos hablar y pensar porque hemos encontrado a alguien que nos escucha.

Lección 5

El contexto exige silencio

Dependiendo de cuál sea la naturaleza del acontecimiento impactante y de cuál sea el discurso que el contexto pronuncie sobre dicho acontecimiento, se nos permitirá hablar o se nos empujará a callar. Se nos silenciará y se nos invitará a pensar lo menos posible, a pasar página; se nos dirá que tenemos que animarnos, ver el vaso medio lleno, darnos cuenta de la suerte que tenemos y otras lindezas por el estilo narradas con mejores o peores intenciones y recibidas (casi siempre) con preocupación y, a veces, con culpa («Es cierto, me quejo de vicio, no merezco lo que tengo»). Es entonces cuando se abre definitivamente una herida que jamás cicatriza...

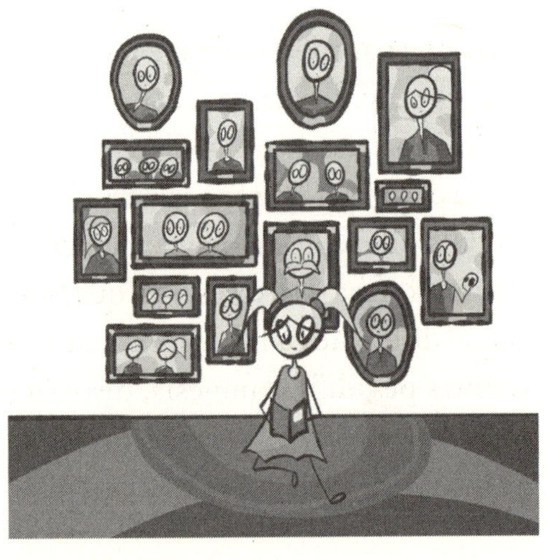

Y es también el momento en el que lo que llamamos mecanismo de polarización cobra su máximo sentido.

Polarizar supone ver solo dos opciones que se oponen y que son imposibles de concebir simultáneamente. Es un mecanismo que todo ser humano maneja desde muy temprano porque es una manera muy adaptativa de ver el mundo.

Por ejemplo, resulta imprescindible, dentro de la polaridad buenos-malos, ver a mamá y a papá en el lado (en el polo) de los buenos.

De esta manera, si consideramos la polaridad vinculación-desvinculación o, lo que sería lo mismo, apego-desapego, la necesidad de sobrevivir llevará al niño a primar todo lo que tenga que ver con permanecer vinculado. Así, si debe silenciar la información que está al servicio del desapego, lo hará.

> En la infancia, un extremo de la polaridad vinculación-desvinculación se impone sobre el otro.

El problema es que para desarrollarse y adquirir autonomía el ser humano necesita saber llevar a cabo ambas tareas: apegarse y desapegarse, y para eso venimos muy bien preparados de fábrica, con capacidad para desplegarlas a la perfección. Esto hace que no resulte nada sencillo silenciar esa parte engorrosa que siempre acaba encontrando la forma de expresarse, que busca otras maneras de manifestarse diferentes a la palabra y que termina provocándonos constantes pesadillas, amnesia, disociación, somatizaciones, etc.

Lección 6

La madre de todas las polaridades: vinculación-desvinculación

Este es un tema al que yo doy gran importancia, por eso he decidido dedicarle una lección en exclusiva.

En mi opinión, sobre esta polaridad básica se asienta todo nuestro desarrollo. Es la madre de todas las polaridades, ¡la madre de todas las batallas!

VINCULACIÓN-DESVINCULACIÓN

Recordemos que en ocasiones un extremo de la polaridad se impone por una cuestión de supervivencia. De niños, rechazamos todo lo que genere peligro de desvinculación; por permanecer vinculados, hacemos cualquier cosa, sacrificamos lo que haga falta. Como dice el gran Boris Cyrulnik, «la victoria relacional se paga con la amputación personal».[3]

La polarización se hace imprescindible cuando somos niños. Necesitamos dividir el mundo en dos grandes bloques: el de los buenos y el de los malos. Entre los primeros, colocamos, siempre

3. Cyrulnik. B., *Morirse de vergüenza*, Barcelona, Debate, 2011.

y en principio, a mamá y papá. Y digo en principio porque, a veces, la realidad nos obliga a colocar a uno de ellos en el lado de los malos, ya sea por abandono, maltrato, abuso... En ese caso, el mecanismo de polarización estará acompañado del de devaluación e idealización, mediante el cual uno de los progenitores pasará a ser el malo mientras que el otro será el bueno. La cuestión es que en el mundo infantil no hay términos medios.

Detrás de las tareas de vinculación y desvinculación están los llamados sistemas psicobiológicos de aproximación y defensa. Vamos a hablar de ellos porque nos permitirán comprender más y mejor la importancia de esta polarización y sus implicaciones.

Emplearé las mayúsculas para referirme a estos sistemas, así como también cuando hable de los extremos de algunas polaridades como apego-desapego o vinculación-desvinculación.

Lección 7

Los dos grandes sistemas psicobiológicos: aproximación y defensa

Y si la madre de todas las polaridades es la de vinculación-desvinculación, yo diría que la madre del cordero para entender el funcionamiento del ser humano es, sin la menor duda, la unidad que forman aproximación y defensa. De hecho, en cierto sentido, estamos hablando de lo mismo, puesto que estos dos grandes sistemas están al servicio de la vinculación y de la desvinculación.

Vamos a verlo despacio y desde el principio.

Quienes estudian la personalidad han ido desarrollando teorías sobre esta que explican qué la conforma y cómo se desarrolla. Todos coinciden, en general, en que la personalidad es una estructura dinámica compuesta por varios sistemas que interactúan para organizar una determinada manera de manejarse.

Theodore Millon, estudioso del tema y creador del Inventario Clínico Multiaxial (MCMI, por sus siglas en inglés), define la personalidad como la particular manera en que cada uno de nosotros tiene de percibir, sentir, pensar, afrontar y actuar. Yo suelo incluir un elemento más: narrarse (y ya has ido viendo por qué...).

Esta manera propia de llevar a cabo todas estas tareas constituye un patrón personal e intransferible a partir del cual cada uno de nosotros tenderá a relacionarse consigo mismo y con lo que le rodea.

El ser humano necesita convertir el mundo en predecible cuanto antes. Por tanto, esa tendencia a generar un patrón de conducta se observa muy temprano y está respaldada incluso a nivel fisiológico. Según el postulado de Hebb, dos neuronas que se excitan juntas en un momento dado tenderán a hacerlo así en un futuro, lo que origina un patrón neuronal (a través de lo que Hebb llamaba asambleas neuronales).[4] En resumen, los patrones y del mundo predecible es algo que nos proporciona seguridad y tranquilidad.

Por eso es tan importante, si queremos profundizar en el conocimiento de la personalidad de cada individuo, reconocer sus patrones a la hora de manejarse en ciertas situaciones.

Hay, como decíamos, dos grandes sistemas, que se llamaron de aproximación y defensa, que son claves a la hora de recopilar información con la que generar patrones y esquemas de funcionamiento:

- El de aproximación nos ayuda a discriminar los estímulos seguros y, por tanto, a los que podemos y debemos acercarnos. Digamos que carga con la información que nos permite aproximarnos a los otros, vincularnos, y, en consecuencia, experimentar la pertenencia, pues nos conecta con los demás seres humanos y nos permite formar grupo.
- El de defensa nos faculta para diferenciar aquellos estímulos potencialmente dañinos de los que debemos alejarnos, distanciarnos, desvincularnos. Además, ese contenido emocional que invita a separarse es la manera en la que podemos elaborar las pérdidas.

4. Hebb, D., *The organization of behavior. A neuropsychological theory*, New York, John Willey and Sons, 1949.

La vinculación y la desvinculación son, insisto, tareas imprescindibles para la adaptación, pero el niño necesita permanecer vinculado para sobrevivir y eso hará que uno de los sistemas sea ninguneado y la información que aporta, silenciada. Estos no son los únicos sistemas que tenemos cargados de información, pero sí, quizá, los más importantes o básicos. Otros nos ayudan en tareas como el juego, la socialización, la regulación de la energía o la sexualidad. Lo que todos tienen en común es que son considerados sistemas de acción, pues están destinados a actuar frente a diversas situaciones que exigen adaptación.

El desarrollo de la personalidad no es más que una manera, más o menos óptima, de enfrentarse a las múltiples exigencias adaptativas. Así, si yo tuviera que dar una definición de personalidad que cualquiera pudiese entender, me arriesgaría a describirla en los siguientes términos:

> La **personalidad** es una estructura compleja que se sustenta sobre unos determinados sistemas de acción y que comprende un particular modo de percibir, sentir, pensar, afrontar, actuar y narrarse con el objetivo fundamental de cumplir con las tareas adaptativas que exigen los medios interno y externo.

Esa estructura compleja que es la personalidad tiene componentes innatos, genéticamente adquiridos y que conforman lo que conocemos como temperamento, y componentes aprendidos, que constituyen el carácter. Por eso, los sistemas que están en la base de las dinámicas estructurales de la personalidad se consideran psicobiológicos y su desarrollo depende de que se vayan dando las condiciones necesarias para ello. Es como una semilla que en su ADN contiene todo lo necesario para convertirse en árbol y dar fruto: si no cae en la tierra adecuada, si no recibe la dosis de sol y agua que precisa, si no se poda, no se fertiliza, si no se protege de las plagas, no logrará alcanzar su destino final, que es convertirse en un frondoso árbol frutal.

Vemos entonces que los resultados dependen de condiciones internas y externas. Y también que hay una cierta jerarquía implícita en dichas condiciones. Parece claro que sin tierra, agua y luz ni siquiera aparecerán los brotes que acabarán convirtiéndose en tronco y ramas que, en algún momento, necesitarán otros cuidados.

Si el ser humano no desarrolla el potencial asociado a esos dos grandes sistemas que hemos considerado básicos, aproximación y defensa, las tareas adaptativas que les son inherentes no podrán llevarse a cabo satisfactoriamente; además, el desarrollo del resto de los sistemas que hemos nombrado (juego, socialización, regulación de energía o sexualidad) se verá comprometido. Esto hará que los esquemas que se generen no sean los más eficaces, que las creencias sobre uno mismo y sobre el mundo sean limitantes y, en definitiva, que el individuo sufra por verse solo, marginado, inadaptado, poco capaz y con carencias, y que desconfíe de sí mismo y de los demás. La sensación de ineficacia y de falta de resolución se extenderá asimismo a diferentes ámbitos de la vida y a las relaciones.

Por el contrario, cuanto más se desarrollen el resto de los sistemas, más complejos serán los esquemas de que se disponga para afrontar las exigencias adaptativas.

Los sistemas de aproximación y defensa son como la tierra, el agua y la luz: juegan un papel crucial en la formación de nuestra personalidad y explican, en mi opinión, el ochenta por ciento, o más, de lo que somos y gran parte de lo que hacemos.

Son la clave para entender cómo y por qué funcionamos como lo hacemos.

El desarrollo de los dos sistemas básicos depende de las figuras de cuidado, de los primeros vínculos. Todo está condicionado, como ya anticipamos, a la capacidad de nuestras figuras de apego para sintonizar con nuestras necesidades, para hacer la traducción adecuada en relación con la experiencia interna y externa que vivimos y para responder contingentemente. Y aquí es donde surgen los conflictos.

Lección 8

La adaptación y los conflictos

Los diferentes sistemas de acción confieren una estructura y unas dinámicas concretas a la personalidad de cada individuo y que su desarrollo es crucial para que podamos llevar a cabo las tareas que conllevan las exigencias adaptativas. Pero si, como ya he dicho, venimos bien diseñados de fábrica, ¿por qué resulta tan difícil?

Veamos qué sucede para que todo se complique o, mejor, qué hay detrás de tener que hipotecar el desapego en aras de permanecer vinculados.

Empecemos por preguntarnos qué es la adaptación. Bowlby, psiquiatra, gran profesional de la psicoterapia y creador de la teoría del apego, decía que la adaptación es la resolución satisfactoria de los conflictos. Me encanta esta afirmación. La vida es un conflicto continuo. No en vano, el propio Bowlby afirmaba que el conflicto es el estado normal de las cosas, por eso asociaba la salud mental a la adecuada regulación de este.

¿No sería oportuno entonces afirmar que la máxima adaptativa es aprender a solucionar satisfactoriamente los conflictos? Yo creo que sí.

Respondamos a una pregunta clave: ¿cuál es el conflicto básico universal? Muy sencillo: experimentar un deseo y su contrario simultáneamente.

¿Y qué tiene esto que ver con todo lo que estamos diciendo? Si volvemos a las polaridades, en concreto, a la que hemos llamado la «madre de todas ellas», la de vinculación-desvinculación, podemos afirmar lo siguiente:

> El conflicto universal de todo ser humano consiste en experimentar, simultáneamente, el deseo de apegarse y de desapegarse a una misma persona.

Como ya habréis adivinado, la persona que más nos genera dicho conflicto es nuestra madre. Sí, mamá y papá. Ya hemos dicho que para sobrevivir es imprescindible situarlos en el polo de los buenos e incuestionables; así pues, no hay duda a la hora de primar la vinculación sobre la defensa y de mandar al terreno de lo inconsciente la información que nos envía esta última.

> Este fenómeno se llama **disociación** y consiste en dejar fuera de la conciencia lo que aporta un sistema estructural clave para nuestro desarrollo en aras de un fin mayor.

Es primordial que profundicemos en las consecuencias que esta forma particular de resolver el conflicto básico universal tiene para el ser humano. Silenciar toda una parte fundamental de nosotros mismos es nefasto a medio y largo plazo, a pesar de suponer la mejor opción al principio. Vivir traicionándonos nos genera grandes dosis de ansiedad. Implica que se nos atrofien ciertas estructuras, derrochar energía manteniendo la información fuera de la conciencia, lo que provoca déficit de atención, transformar la emoción (porque no se ha aprendido a tolerarla) en movimiento y, en consecuencia, recibir un diagnóstico de hiperactividad, presentar todo tipo de síntomas (porque «el cuerpo siempre lleva la cuenta»), no recordar casi nada o nada en absoluto de la infancia (amnesia disociativa), tener pesadillas recurrentes, producir ideas erróneas sobre nosotros y sobre el mundo y una interminable lista de problemas, trastornos, etc. Un enorme sufrimiento.

Lección 9

Resumen 1. El porqué del silencio y el porqué del trauma

Según lo visto hasta ahora, estamos en condiciones de entender:

1. ¿Por qué silenciamos? Para que no peligren nuestros vínculos.

2. ¿Qué silenciamos? La información que aportan las emociones y las sensaciones asociadas al sistema de defensa (que es el que nos alerta de estímulos peligrosos de los que, consecuentemente, deberíamos separarnos).

3. ¿Cómo lo hacemos? Disociando. Es decir, manteniendo fuera de la conciencia todo ese material que se acabará expresando por vías alternativas a la palabra: síntomas corporales (somatizaciones como dolores de cabeza, colon irritable, dermatitis, amenorrea), emocionales (ansiedad, angustia, insomnio), cognitivos (rumiaciones, pensamientos intrusivos, creencias limitantes, dificultades de atención y concentración, amnesia) y conductuales (descontrol de impulsos, conducta agresiva, evitación).

4. ¿Qué supondrá? Ansiedad. Porque estar en constante conflicto entre lo que pide un sistema y lo que pide el otro (aproximación-defensa) hace que sintamos que estamos traicionando a una parte de nosotros mismos que es tan

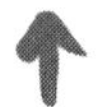
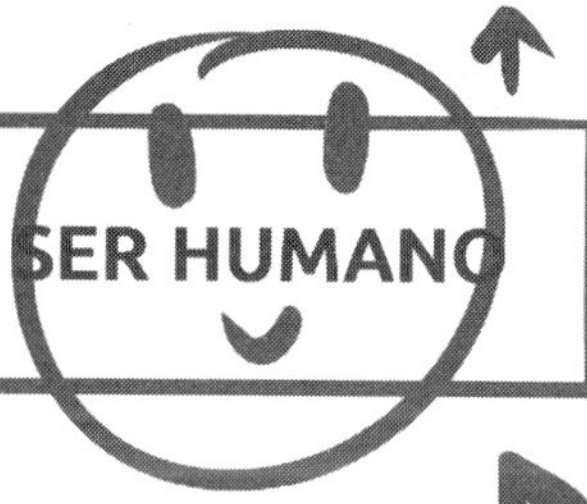

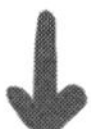

PERSONALIDAD

Particular modo de:

- Percibir
- Sentir
- Pensar
- Afrontar
- Actuar
- Narrarse

SISTEMAS + SUBSISTEMAS:

- Aproximación
- Defensa
- Exploración
- Regulación de la energía
- Cuidados
- Juego
- Sociabilidad
- Sexualidad

ESQUEMAS O PATRONES DE FUNCIONAMIENTO

SER HUMANO

ADAPTACIÓN

FIGURAS VINCULARES:

- Sintonía
- Traducción
- Base segura

Resolución satisfactoria de los

CONFLICTOS

-Internos y
-Externos

CONTEXTO

- Macro: cultura
- Micro: sistema familiar

El conflicto básico universal lo presenta la polaridad APEGO-DESAPEGO: Experimentar, simultáneamente, un deseo y su contrario.

legítima y necesaria como la otra. Aunque consigamos disociar, y con ello garanticemos la vinculación, no nos sentiremos en paz, habrá una tarea pendiente de realizar, y la ansiedad siempre se encargará de recordárnoslo.

5. ¿Qué es el trauma psíquico? La herida resultante de tener que silenciar ciertas experiencias para proteger los vínculos. Esas experiencias tendrían que haber podido compartirse con las figuras de referencia, para que, con la sintonía y la capacidad de traducción necesarias, hubieran contribuido a transformarlas en aprendizaje. La clave: hablar de ello, pensar en ello y soñar con ello.

Para terminar, añado un esquema que espero que ayude a integrar la información. Es bueno contar con una imagen que sea captada por el hemisferio derecho y que complemente lo que aportan las palabras que ingresan por el izquierdo.

Lección 10

La ansiedad, esa «pelea» entre aproximación y defensa

Según lo visto en la lección anterior, ya sabemos de dónde viene la ansiedad.

> La **ansiedad** no es ni más ni menos que la pelea constante entre los dos grandes sistemas: el de aproximación y el de defensa.

Así de simple y así de complejo a la vez.

Resolver este conflicto universal entraña una enorme dificultad. Aprender a gestionar el hecho de experimentar un deseo y su contrario es ocupación para toda una vida. Una parte de nosotros primará siempre la vinculación mientras que la otra pedirá desapegarse, avanzar en otra dirección, priorizar nuestras necesidades. Esto genera una gran tensión interna que se manifiesta a través de lo que conocemos como ansiedad.

Solucionar este enfrentamiento implica conseguir lo que yo llamo «revertir la polaridad» o superarla. Esto no conlleva que tenga que ganar uno de los extremos ni que logremos el equilibrio en el punto medio. Supone poder desplazarse por todo el espectro del continuo que abarca la polaridad. Ampliar el repertorio de posibilidades de actuación. Generar nuevos esquemas de manejo, más amplios y flexibles. Dejar de pensar como un niño, es decir, en términos de «o estás conmigo o estás contra mí». Saber que unas veces habremos de inclinarnos hacia un extremo y otras, hacia el otro. Hacer que todo esto no nos desestabilice, no nos genere tensión, ansiedad. Poder considerar múltiples opciones.

La ansiedad siempre es un síntoma asociado al conflicto. Por eso, la mejor manera de superarla empieza por escuchar ambas voces. Esto es fácil de decir, pero ya te estarás imaginando que una de las mayores dificultades de esta tarea es la de dar voz a la parte que ha estado tanto tiempo silenciada. No solo porque con ello se reactivarán miedos antiguos que hacen saltar nuestras alarmas, sino por algo más elemental si cabe: porque es muy difícil poner palabras a algo que no se ha expresado jamás.

La aproximación y sus demandas tienen palabras, muchas. Su lenguaje es el de las normas, el de las reglas, el de lo que hay que hacer y lo que se espera de nosotros, lo que nos convierte, según nuestra cultura y nuestro sistema, en buenos hijos y buenos miembros del clan. La voz de la aproximación es tan antigua como las tablas de la ley. La escuchamos desde el primer minuto de vida, en casa, en el cole, en la iglesia, en cualquier espacio de convivencia.

Culturalmente, la hemos asociado a la imagen de un angelito, por eso de que nos chiva cómo ser niños buenos. La voz de la defensa, sin embargo, suele representarse con un demonio porque suena peligrosa, nada recomendable, nada que debamos escuchar. Aquí les hemos dado esta apariencia:

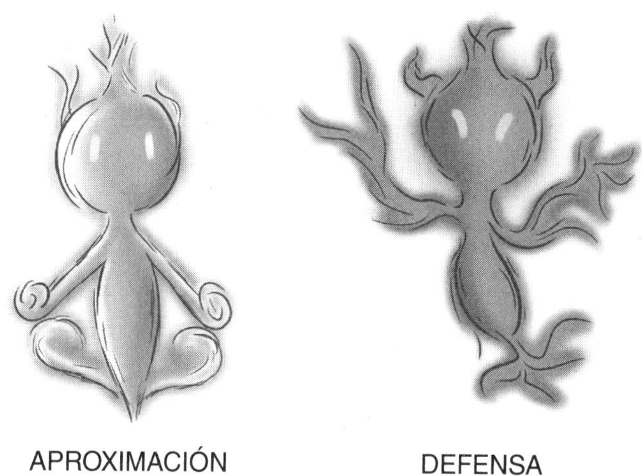

APROXIMACIÓN   DEFENSA

Imaginamos a estas voces llevándose siempre mal, siempre en contradicción, en pelea constante. No miscibles. Incompatibles. Esa es la gran tarea que debemos afrontar como seres humanos en continua evolución hacia la mejor versión de nosotros mismos, hacia la más adaptada, la más productiva, la menos conflictuada, la más feliz, la que integra ambas voces porque sabe que las dos son legítimas y necesarias.

¿Qué tal así?

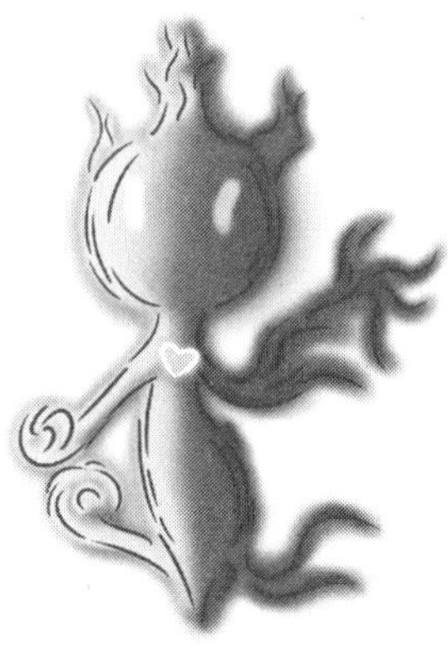

Me encanta esta imagen. Lo dice todo.

En el proceso, es decir, durante la terapia, suelen experimentarse así:

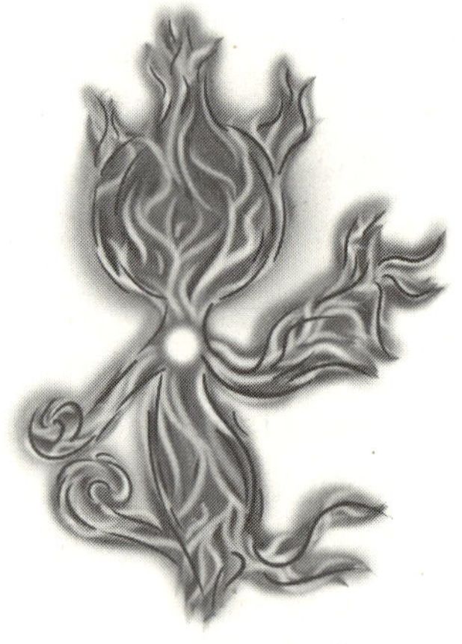

Pero pronto aprenderemos a legitimar ambas e iremos ensayando la convivencia...

Lección 11

Peligros y equivocaciones
con la aproximación

Es muy importante tener en cuenta que, a menudo, confundimos los mensajes que nos lanzan la publicidad, los medios de comunicación y las redes sociales con la voz de la defensa. Suenan tan bien que estamos deseando creérnoslos. «Sé tú mismo», «Expande tus horizontes», «Cumple tus sueños», «Puedes conseguir cualquier cosa que te propongas», «Desear es querer y querer es poder» y un largo etcétera de frases hechas, manidas, que, aunque no lo parezca, están al servicio de la vinculación. Estas ideas son huidas hacia delante, formas que tiene la vinculación de mantenernos enganchados, modos de aproximación que no despiertan sospecha. Yo lo llamo: aproximación disfrazada de defensa.

¡Ojo! Cuando huimos hacia delante, no elaboramos los duelos imprescindibles que todos debemos completar y para los que, repito, contamos con esos dos grandes sistemas que nos ayudan a acercarnos, a poseer, pero también a separarnos, a perder.

Esos mensajes ladinos nos hacen creer que mantener vivos nuestros sueños es lo mismo que realizarlos. Por eso suenan a defensa. Si tenemos una preciosa cuenta de Instagram donde mostramos nuestra supuesta vida de lujo, con fotos estratégicamente hechas en enclaves escogidos, con los planos más favorecedores y acompañados de un montón de amigos guapos y molones como nosotros, transmitiremos la idea de que ya hemos cumplido nuestros sueños, ¡qué más queremos! Pero, en realidad, iremos a lugares a los que, si somos honestos, no nos apetece, guardaremos colas interminables para conseguir la foto precisa, arriesgaremos la vida por una selfi y aguantaremos (con suerte) a un montón de personas a nuestro lado que nos parecen insufribles. Así, seguiremos hipotecando, como cuando éramos niños, nuestra intimidad y nuestra autonomía por algo que está claramente al servicio de la vinculación, por sentir que pertenecemos al grupo, mientras silenciamos y no afrontamos nuestro miedo a estar solos. Y lo peor de todo es que no solo no estaremos engañando a nadie, sino que ¿de qué no nos libraremos? Exacto, de la ansiedad. Del insomnio, de las pesadillas, de los dolores de cabeza, de las compulsiones, de la dermatitis, de la amenorrea, de la ira explosiva, del dolor, de la fatiga...

Los seres humanos hemos descubierto variadas maneras de «narcotizar» la ansiedad, de anestesiarla: alcohol, comida, ansiolíticos, Netflix (las series de televisión son las nuevas drogas duras), contracturas y otras formas de expresión corporal (somatizaciones, en definitiva), rutinas inflexibles y compulsivas, actividad constante... Pero, en el fondo, son solo maneras transitorias que nos hacen creer que la tenemos controlada. Es lo que yo llamo magia negra; lo veremos con detalle más adelante.

La defensa no se expresa con palabras. Al crecer, escuchamos los mensajes que dan voz a la aproximación, pero cuando se trata de prestar atención a lo que nos quiere comunicar la defensa, ensordecemos, enmudecemos y nos cegamos. Somos auténticos analfabetos. Si no nos enseñan, no aprendemos. Y si no aprendemos, tampoco podemos traducir y enseñar a nuestros hijos, por lo que nuestro analfabetismo pasa de una generación a otra.

¿Cuál es realmente el lenguaje original de estos sistemas? Muy fácil: el de las emociones. Hablamos de ellas en la siguiente lección.

Lección 12

Las emociones y la polaridad

Según cuenta Daniel Goleman en *Inteligencia emocional*, parece que la palabra «emoción» procede de la latina *emovere*. *Movere* significa «movimiento» y el prefijo *e-*, «hacia». «Emoción» se traduciría entonces como «movimiento hacia».

Relacionemos esta definición con lo que hemos visto hasta ahora. Hemos dicho que la personalidad es una estructura dinámica compuesta por diversos sistemas de acción. Es razonable pensar entonces que el alimento de dichos sistemas, su lenguaje, sean las emociones que, intrínsecamente, nos llevan a actuar. La emoción nos informa de la cualidad del estímulo que la provoca y hace que nos acerquemos (sistema de aproximación) o nos alejemos (sistema de defensa). Así:

- Si ante un estímulo experimentamos una de las llamadas emociones positivas (las que nos gusta sentir), nuestras acciones serán de acercamiento.
- Si ante un estímulo experimentamos una de las llamadas emociones negativas (desagradables), nuestra reacción será de evitación, de alejamiento.

¿Y cuándo surgen los problemas? En el momento en el que los estímulos que provocan emociones negativas provienen de las figuras de apego. Ya hemos visto que tendemos a mantener a nuestros padres en el extremo bueno de la polaridad. En función de esto, si algo en su comportamiento nos huele a chamusquina, nos volvemos ciegos, sordos y, sobre todo, mudos. Recuerda, lo que prima es la vinculación.

Las emociones que acompañan a los comportamientos de determinadas personas quedan envueltas en un halo de incertidumbre, confusión y desconfianza, y, lo que es casi peor, de creencias falsas sobre uno mismo y sobre lo que nos rodea: «No puedo fiarme de lo que siento», «Las emociones son peligrosas, mejor no experimentarlas», «Algo no funciona bien en mí», «El mundo es demasiado peligroso»... Cuando se tienen estos pensamientos, las emociones y sensaciones se quedan sin ser correctamente traducidas.

¿Cuál sería la situación ideal? Pues que las figuras de apego sean conscientes de que deben llevar a cabo una tarea tan compleja y engorrosa como imprescindible, que asuman que los padres perfectos no existen y que tienen que poner límites, aunque eso frustre a su hijo y le enfade o predisponga contra ellos. Podemos esquematizarlo así:

- Primero: legitimar lo que siente el niño y ponerle nombre. Aunque lo que experimente se viva como algo negativo (dolor, enfado o tristeza, incluso «contra» ellos, por ejemplo), merece que sus padres le digan qué es lo que está sintiendo, cómo se llama. Además, las emociones tienen siempre un correlato corporal, unas sensaciones asociadas que también deben ser reconocidas y etiquetadas. Las emociones no son ni positivas ni negativas, son más o menos agradables y son todas adaptativas.
- Segundo: enseñarle a regularse, mostrarle qué debe hacer con eso que experimenta, cuál puede ser la mejor manera

de obtener algo positivo de esa experiencia; es decir, cómo transformarla en aprendizaje.

Voy a poner un ejemplo con el que espero que todo quede aún más claro, pero antes quiero puntualizar algunas cosas más sobre las cualidades de las emociones que contribuirán a enriquecer dicho ejemplo y la comprensión que se desprenda de él.

Como decíamos, tachamos las emociones de positivas o negativas según nos hagan experimentar deseos e impulsos de acercamiento o de rechazo. Las primeas son el alimento del sistema psicobiológico de aproximación y las segundas, del de defensa.

Yo suelo trabajar con siete emociones básicas (otros autores proponen más y otros, menos). Tres pertenecen a cada uno de los dos sistemas y una forma parte, a mi juicio, de ambos.

- Emociones supuestamente positivas del sistema de aproximación: amor, alegría y curiosidad.
- Emociones supuestamente negativas del sistema de defensa: miedo, rabia y tristeza.
- Emoción de ambos sistemas: vergüenza.

Las emociones supuestamente positivas invitan a establecer una relación con aquellos estímulos que las provocan. El amor lleva a vincularse con menos personas, pero de una forma más íntima. La alegría hace que nos abramos un poco y proporciona así un mayor número de relaciones, aunque más superficiales. Por su parte, la curiosidad no tiene límites, nos llevará a interesarnos y a relacionarnos más allá de las fronteras, no solo de nuestra especie o país, sino de otras especies y del universo entero.

Las emociones supuestamente negativas, sin embargo, provocan movimientos de rechazo y alejamiento, y favorecen, cuando nos hacemos cargo de ese desapego, que se puedan elaborar los duelos que le son inherentes.

Me explico. En mi opinión, hay una secuencia fácilmente observable relacionada con estas emociones de la defensa. Cuando un estímulo despierta miedo, acto seguido puede necesitarse de la ira para afrontarlo, ya sea en el mismo momento (me peleo con mi agresor, por ejemplo), o más tarde (lo cuento tras haber huido y expreso mi indignación). Puede que me enfade incluso si no ha ocurrido ninguna de esas dos cosas: si no he podido huir, he tenido que aguantar la agresión y después he vuelto a sentirme medianamente a salvo, he contado lo vivido. Enfadarse parece, pues, el escalón siguiente a sentir miedo, y lo que viene a continuación exige conectar con la tristeza para elaborar la pérdida que conlleva la experiencia. Aquí es donde vemos con claridad cómo se va dando el proceso de elaboración de pérdidas. Aunque solo sea la pérdida de la inocencia que me hacía pensar que las cosas malas les pasaban siempre a otros, pero no a mí.

Por último, la vergüenza me servirá unas veces para no sacar los pies del tiesto y garantizarme la pertenencia (vinculación) y otras para todo lo contrario: experimentarla en relación con la conducta de un grupo me hará sentir que no quiero que se me vincule con él y me separará (defensa).

Vayamos ahora con el ejemplo prometido.

Imagina que mi madre me echa una bronca que yo considero injusta y que obedece más al estrés que le provoca su trabajo y su relación con su jefe que a lo que yo he hecho. Yo soy pequeña, tengo solo cinco años. No he podido verbalizar lo injusto de la conducta de mi madre, motivada por sus propios problemas. ¡Ni siquiera he podido pensar en ello! (¿Recuerdas la mentalización? No te preocupes, volveremos sobre eso).

Así, solo hay algo interno que hace que me sienta rara con mi madre, ambivalente; por un lado, la quiero y deseo agradarle, pero, por otro, estoy molesta, frustrada y enfadada, quiero gritarle, herirla.

Si mi madre se diera cuenta de lo que ha sucedido, lo que haría sería lo que llamamos reparar:

- Hablaría conmigo de lo que ha ocurrido con su tono comprensivo ante mi reacción, sincero ante su error y su abuso de poder, calmada ante mi necesidad de seguir teniéndola como referente de manejo de los conflictos, y segura a la hora de explicarme cómo se llama lo que ha pasado y por qué ha sucedido, me aliviaría y me haría sentir mejor.
- En consecuencia, yo me sentiría legitimada. No pensaría que sea una mala hija por provocar la ira de mi madre y por experimentar deseos de gritarle, de llamarle tonta o de pegarle. No me sentiría confundida ante esas sensaciones corporales que no sé por qué están ahí y que me inquietan, que incluso pueden hacer que vaya a la cama de mis padres más tarde (la ansiedad no me dejará conciliar el sueño) o a la consulta del pediatra al día siguiente (quizá tenga dolor de tripa).

Si mi madre sintoniza con lo que me está ocurriendo, me explicaría que es normal que me enfade con ella, que no pasa nada porque los hijos se enfaden con los padres, pues ellos también cometen errores. Le pondría nombre (ira, frustración, angustia, etc.) a lo que he sentido y estaría un rato charlando conmigo mientras responde a todas mis preguntas.

Mi madre haría una labor crucial: pondría palabras a la defensa. Sentaría las bases para que esta no necesitase manifestarse de modo simbólico a través de una pesadilla, de un dolor de tripa o del insomnio. Normalizando esa experiencia desagradable sin tacharla de mala, me habría abierto la puerta a ir bajándola, despacio, del pedestal idealizador en el que la tengo para colocarla en el lugar que le corresponde. Con ello, me habría posibilitado elaborar las pérdidas que eso supone, abriéndome un horizonte nuevo de opciones de manejo de los conflictos que me harían sentir segura y con el control suficiente.

Estas acciones secundarias (aunque no por ello menos importantes) que entraña la reparación son:

- Traducir la experiencia interna: poner etiquetas a lo que ocurre dentro de mí y de los demás.
- Mentalizar: hablar de lo que siento, traducir y poner corteza («poner mente», razonar) en esas emociones y sensaciones. Darme cuenta de que puedo pensar sobre lo que siento y sentir sobre lo que pienso.
- Hacer duelos: al realizar las tareas anteriores, conecto con una tristeza más o menos profunda que me lleva a pensar que es una pena que las cosas no puedan ser como me gustaría que fueran; eso duele, y lloro. Elaboro pérdidas y me desengancho de un pasado que ya fue, y que tal vez no fue como me habría gustado. Esto deja el horizonte despejado para focalizarme en un futuro lleno de posibilidades.
- Regular: he aprendido, tras una experiencia, que las emociones son muy útiles y no se las puede juzgar, que la mejor manera de manejarlas es conocerlas y escuchar lo que tienen que decir. Entender que lo mejor es siempre hablar con otro que sabe cómo ayudarme, ir, poco a poco, «escuchan-

do a mis tripas» (como suele decir Pepa Horno, ya sabes, la amiga que ha escrito el prólogo) y poner palabras a lo que me quieren decir.

- Aprender: obtener, a partir de diferentes experiencias más o menos agradables, un amplio espectro de patrones de funcionamiento que me hagan sentir segura a la hora de enfrentar las situaciones conflictivas del día a día.
- Generar coherencia: narrarme lo ocurrido y que todo encaje. Producir ideas sobre mí y mi entorno que no me haga sentir mal ni me cause ansiedad.

Para todo esto sirven las emociones. Ahí es nada. Quedémonos un rato reflexionando sobre esto...

Lección 13

Diferencia entre emoción y sentimiento

Es importante entender la diferencia entre emoción y sentimiento.

> Las emociones son intensas y pasajeras; los sentimientos son la suma de una emoción básica más una cognición, y pueden durar mucho tiempo.

Por ejemplo, el sentimiento de impotencia sería el resultado de sumar el miedo y la idea de «no puedo hacer nada»:

Emoción básica (MIEDO) + Creencia
(NO PUEDO HACER NADA) = Sentimiento (IMPOTENCIA)

Las emociones básicas son tan intensas que, si las experimentásemos durante un tiempo prolongado, nuestro organismo se vería seriamente afectado. Por eso, cuando las sentimos, enseguida se ponen en marcha mecanismos que tratan de minimizar el daño que pueden producir. Uno de los recursos es transformarlas en sentimientos con la ayuda de la corteza, que genera una explicación que, en principio, resuelve.

Cuando exploremos la neurobiología del trauma entenderemos mejor por qué y cómo ocurre todo esto. Es un proceso habitual que desarrollan el sistema límbico (nuestro cerebro emocional) y la corteza (nuestro cerebro cognitivo).

Como decíamos, la entrada en escena de la corteza cerebral atenúa la intensidad de la emoción, pero, si surge una creencia negativa (y errónea), se queda instalado un sentimiento que nos puede acompañar toda la vida.

Así, el problema es que esta solución es eficaz a muy corto plazo. Además, cronifica una situación que suele llevar aparejada la idea de que algunas emociones es mejor no experimentarlas porque no aportan nada bueno, cuando, en el fondo (una parte de nosotros lo sabe), lo ideal es exactamente todo lo contrario. Así que ya tenemos garantizada la tensión interna (dos voces enfrentadas), además de ese sentimiento del que hablábamos de que nos resta sensación de capacidad y energía, y nos limita.

En conclusión, es mejor aprender a sostener la emoción que experimentamos, mirarla cara a cara, traducirla y hacer el resto de los procesos comentados en la lección anterior.

De ahí la importancia de resonar en la mente y el corazón de otro. Este trabajo no se puede hacer sin ese otro significativo que colabore, lo cual me lleva a una pregunta que resolveremos en la siguiente lección.

Lección 14

¿Son lo mismo la autonomía y la independencia?

Visto lo visto hasta ahora, creo que podemos responder fácilmente a la pregunta que nos plantea el título: no, no son lo mismo. Y es la autonomía lo que deberíamos perseguir.

Sí, hemos dicho que necesitamos al otro. Esto no es ni malo ni bueno, es nuestra condición. Nuevamente citaré a Cyrulnik: «La paradoja de la condición humana es que no podemos convertirnos en nosotros mismos más que bajo la influencia de otros». A lo mejor, dentro de miles de años, la evolución nos ha llevado hacia otro lugar, pero, de momento, las cosas son así. La independencia es algo que nos venden y que compramos enseguida, pues suena muy bien. Es una de esas cosas que antes tachábamos de vinculación disfrazada de defensa. Suena bien, pero no es real.

Sabemos que superar la polaridad no significa quedarse en un extremo y eliminar el otro; eso es lo que haríamos si abanderásemos la independencia, prescindir de los vínculos. Desde luego, hay narrativas que sostienen esa idea: «Apegarse produce sufrimiento. Es mejor aprender a manejarse solo, así uno está más protegido». Pero la realidad es que no podemos prescindir del otro. Por eso nos interesa más no renegar de la dependencia y aprender a generar autonomía.

El ser humano necesita autonomía, pero no puede ser independiente de los vínculos afectivos que establece y que le ayudan a dar sentido a su existencia.

Repito: superar la polaridad supondrá aprender a manejarse por un espectro amplio de opciones que, si bien es siempre adaptativo, implica pérdidas irremediables. No obstante, me gusta insistir en que desear que las cosas sean de otra manera siempre es legítimo. Hablemos de ello en la siguiente lección.

Lección 15

El peligro de convertir los deseos en necesidades

Soñar es gratis y el deseo es siempre legítimo. Ahora bien, eso no significa que deba o vaya a convertirse en realidad.

A lo largo de nuestra vida, muchas cosas, personas, sueños, ilusiones y experiencias quedan atrás. No debemos seguir batallando por conservarlas en una lucha estéril que solo ata y no deja crecer. Ya hemos hablado de la multitud de duelos por otras tantas pérdidas (primarias y secundarias) que implica estar vivo.

Desear es imprescindible, pero convertir un deseo en necesidad es un mal negocio. Desear ser independiente es legítimo, pero resulta un ejercicio tan estéril como peligroso. Desear genera una magia que contrarresta la realidad pura y dura (en ocasiones, muy dura). Desear es bueno, pero esperar a que los deseos se cumplan para ser felices supondrá nuestra ruina.

Empeñarse en recuperar lo perdido o anhelar lo que no se tiene es normal, pero muy poco adaptativo. Si pierdo una pierna en un accidente, querré recuperarla, soñaré con ello, ansiaré volver a caminar y me parecerá que mi vida no volverá a ser la que era sin ella. Y es cierto. Pero es una trampa que atrapa. Uno no vuelve a ser el mismo después de pasar por determinadas experiencias, pero eso no tiene por qué ser solo malo; también tiene cosas buenas. Debemos pensar que el nuevo yo que nace tras esas vivencias puede llegar a ser incluso mejor. Es lo que llamamos crecimiento postraumático. De ello hablaremos más adelante.

En realidad, nadie debería pretender ser el mismo toda su vida. Lo mejor que nos puede pasar es ir evolucionando, creciendo, avanzando con cada experiencia, con cada día vivido.

¿Qué ocurre cuando nos quedamos enganchados en esa rueda, cuando nos convencemos de que necesitamos aquello que no tenemos (o que hemos tenido) para ser felices? Pues que nos vemos inmersos en lo que, como he mencionado antes, yo llamo «el bucle de la reivindicación», que trataremos en la próxima lección.

Lección 16

El bucle de la reivindicación

Como decía en lecciones anteriores, el niño necesita polarizar e idealizar a sus figuras de apego. Fruto de esa idealización nace la presunción de que mamá y papá todo lo pueden, todo lo saben, todo lo tienen, todo me lo pueden dar. Los padres son vistos por su hijo como perfectamente capaces de cubrir el cien por cien de sus necesidades. Por tanto, la tendencia natural del niño será siempre la de esperar que eso llegue.

El peligro de esperar eternamente que lo que se desea, y que parece justo tener, se cumpla es quedarse encerrado en el bucle de la reivindicación. Esto condicionará las relaciones posteriores, que están condenadas a ser insatisfactorias. ¿Por qué? Pues porque, por un lado, creemos que se debe cumplir la profecía obtenida de la experiencia con los padres: «Mis padres no me dieron todo lo que merecía, es decir, los otros nunca me dan lo que merezco». Y, por otro, para seguir reivindicando, es necesario que fracasen las relaciones con los otros. Pedimos a la pareja, a los hijos, a los amigos o a los compañeros de trabajo lo que no pueden darnos. El niño que espera que le den lo que cree justo y necesario tiene que volver una y otra vez al punto de partida hasta conseguirlo.

El hecho es que, si te fijas, estamos en el mismo punto que comentábamos al principio: con un montón de creencias erróneas sobre uno mismo y sobre el mundo circundante consecuencia de no haber podido hablar con las figuras de apego primarias sobre la frustración que produce la decepción que provocan. ¿Vas viendo la conexión con lo que James Barrie expone en *El pajarito blanco*?

Esto último es difícil de asumir, lo sé. De hecho, cuando digo en clase o en consulta que los padres decepcionamos a nuestros hijos, siempre recibo miradas de preocupación y desconsuelo. Pero no estoy de broma. Incluso debo ir un poco más allá: el ser humano decepciona siempre a los que tiene a su alrededor. Siempre. Es ley de vida. Una vez más, el deseo es legítimo, ¡cómo nos gustaría a todos que fuese al contrario! Pero hay algo que debo confesaros: los Reyes Magos son los padres. Lo siento.

Ya sé que no te estoy revelando nada que no supieras, pero ¿a que no es agradable leerlo así, con esa contundencia y rotundidad? Si no lo nombramos y no lo escribimos, es como si no fuera real, como si cupiera así una posibilidad, por mínima que fuese, de que hubiera Reyes Magos, padres perfectos, ratoncito Pérez y, por supuesto, un colegio Hogwarts al que ir algún día, cuando volvamos a cumplir once años.

En mi opinión, solo hay dos maneras de salir del bucle: la reparación y los duelos. Hablaré de ambas escuetamente:

- Reparación. Ya he hablado de ella en la lección 12, pero, resumiendo, reparación es que los padres se den cuenta de algunos de los fallos que van cometiendo y los vayan subsanando. Eso no significa darle al niño todo lo que desea, pero sí la oportunidad de darle voz a la defensa: legitimar su frustración y otros sentimientos respecto a una experiencia y acompañarle en el trabajo difícil que supone sufrir las pérdidas.

Yo suelo decir que la reparación es como la lotería, que no toca. Sin embargo, en terapia con niños y adolescentes la busco siempre. Por eso no concibo trabajar con ellos sin los padres interviniendo y colaborando activamente en el proceso psicoterapéutico. En el caso de la psicoterapia con adultos, la reparación debe realizarla uno mismo en relación con su propio niño interno. Es un paso previo, natural, que permite afrontar el siguiente, el de los duelos.

- Duelos. Los duelos son la clave para el crecimiento, pues permiten elaborar las pérdidas y seguir adelante con un proyecto personal y único, y no con uno programado por el sistema.

  Elaborar es una de las tareas más difíciles, pero también más fructíferas. Ahondaremos en ello en la lección dedicada a los cuatro inmutables de los que habla la psicología existencial, en la segunda parte del libro.

Nuevamente ofrezco un esquema que resume este proceso del bucle de la reivindicación, sus engaños y la forma de salir de él.

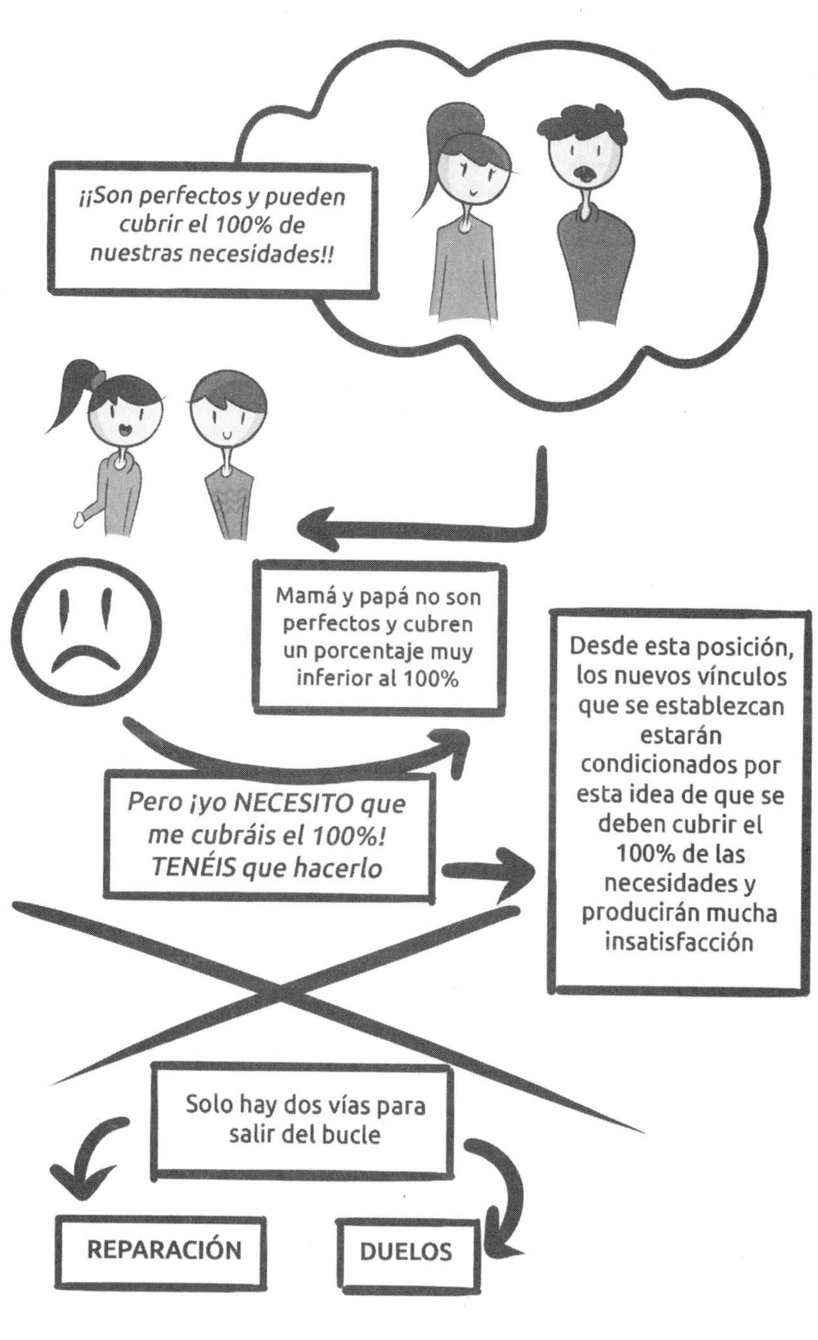

¡¡Son perfectos y pueden cubrir el 100% de nuestras necesidades!!
Mamá y papá no son perfectos y cubren un porcentaje muy inferior al 100%
Desde esta posición, los nuevos vínculos que se establezcan estarán condicionados por esta idea de que se deben cubrir el 100% de las necesidades y producirán mucha insatisfacción
Pero ¡yo NECESITO que me cubráis el 100%! TENÉIS que hacerlo
Solo hay dos vías para salir del bucle
REPARACIÓN
DUELOS

Lección 17

Las necesidades básicas

Hace muchos años que empecé a elaborar, con pacientes y alumnos, el listado de necesidades básicas que aparece a continuación. No sé si están todas, pero, de momento, yo he distinguido estas quince y las comparto porque me parece que son de gran ayuda en el trabajo psicoterapéutico.

Mi consejo es trabajarlas junto con el bucle de la reivindicación. Como hemos dicho, ser consciente de las necesidades que no han sido cubiertas es el primer paso para poder hacer los duelos correspondientes.

Necesidades básicas del ser humano:

1. Amor explícito: miradas, palabras, contacto.
2. Regulación emocional: reconocimiento/etiquetado/legitimación/regulación/expresión.
3. Tiempo con completa atención.
4. Seguridad/Protección.
5. Sintonía emocional: sentirse escuchado/sentido/visto.
6. Movilización/Respuesta.
7. Adecuado despliegue de roles.
8. Límites claros.
9. Valoración/Aceptación/Respeto.

10. Estimulación suficiente y adecuada/Motivación.
11. Recursos/Autonomía.
12. Pertenencia.
13. Capacidad reflexiva/mentalización.
14. Identidad.
15. Magia.

Lección 18

Resumen 2. Emociones, sensaciones y su relación con el trauma

Contestemos a las preguntas clave sobre las últimas lecciones para contribuir a integrar la información:

1. ¿Qué es la ansiedad? La tensión resultante de la pelea que mantienen los dos grandes y básicos sistemas psicobiológicos: la defensa y la aproximación.

2. ¿Qué piden cada uno de esos dos sistemas psicobiológicos? El sistema de aproximación está al servicio de mantener el apego y contribuir a fomentar la sensación de pertenencia. El de defensa ayuda a desapegarse y media en todos los procesos de duelo y de elaboración de las pérdidas.

3. ¿Cuál de los dos sistemas debe primar? En la infancia, prima la vinculación, tiene más poder todo lo asociado a la aproximación, pero, para hacer una adecuada adaptación, debe darse voz a la defensa e ir facilitando la autonomía y, consecuentemente, el desapego y los duelos. Llegado un momento, al finalizar la adolescencia y madurar, ninguno debería primar sobre el otro. Deberían actuar de forma integrada, sin fobias entre ellos.

4. ¿De qué se nutren esos sistemas psicobiológicos? De las emociones, que deben ser las guías para la acción.

5. ¿Cómo se puede superar la ansiedad? Dando voz a la defensa, que no suele utilizar el lenguaje para expresarse, sino que lo hace por otras vías, por ejemplo, a través de síntomas.

6. ¿Qué se consigue dando voz a la defensa? Erradicar la ansiedad, generar autonomía, encontrar más de dos opciones de respuesta, legitimar deseos y no convertirlos en necesidades, transformar memoria implícita en explícita... (Esto lo veremos en las próximas lecciones).

7. ¿Qué es el crecimiento postraumático? El que resulta de haber podido integrar la información que proviene de los sistemas de aproximación y defensa y que ha posibilitado, previa elaboración de los duelos necesarios, transformar la experiencia en aprendizaje.

Lección 19

El cuerpo, vehículo de las emociones. La memoria implícita

Cuando silenciamos la voz de la defensa, esta busca maneras de expresarse que nada tienen que ver con el lenguaje hablado. Una de las formas más inmediatas de dar salida a la emoción tiene que ver con el cuerpo. Como dice el título de un libro de Bessel van del Kolk, «el cuerpo lleva la cuenta». Podemos intentar controlar el pensamiento y las acciones, pero no es tan fácil controlar la experiencia corporal que acompaña a una vivencia cargada de emoción. Por eso, al cuerpo no hay quien lo engañe. El cuerpo habla, y lo seguirá haciendo hasta que se le escuche y se le traduzca.

El recuerdo que almacena el cuerpo en relación con las experiencias con impacto emocional forma parte de lo que se conoce como memoria implícita.

Pero antes de pasar a describir este tipo de memoria, conviene saber algo sobre este proceso tan interesante. Memorizar no es solo almacenar información; la memoria es mucho más que aquello que podemos recordar conscientemente. Daniel Siegel nos explica que no existe un «armario de almacenamiento», sino que dicho almacenaje sería el cambio en la probabilidad de activar un patrón de red neuronal determinado en el futuro. En palabras del propio Siegel, es «el modo en que los acontecimientos pasados influyen sobre la función futura».

Esto implica algo impresionante, y es que la memoria es el modo en que la experiencia afecta al cerebro y altera sus respuestas futuras. Memorizar es una cuestión de probabilidades, las que tienen unos determinados patrones de ser los que se activen para responder ante determinados estímulos. Recordar sería, por tanto, accionar un patrón de red neuronal potencial que se parece al perfil activado en el pasado. ¿Recuerdas el postulado de Hebb? (ya hablamos de él en la lección 7). Parece que el cerebro se prepara para actuar en el futuro según lo ocurrido en el pasado; así nuestro pasado moldea tanto nuestro presente como nuestro futuro. Esto está relacionado con la ya mencionada necesidad del ser humano de generar esquemas que le ayuden a convertir el mundo en predecible cuanto antes.

A grandes rasgos, la memoria implícita se caracteriza por:

- Estar disponible desde los primeros momentos de vida.
- Englobar cuatro subtipos de memoria: perceptual (para la obtención de una imagen que dé información sobre el aspecto de las cosas), somática (corporal), emocional y conductual.
- Al activarse, no se tiene la sensación de estar recordando nada, pues implica estructuras del cerebro que no trabajan en el procesamiento consciente.
- Ayudar a generar patrones de respuesta automáticos.
- Favorecer lo que conocemos como aprendizaje procedimental, que engloba habilidades (como montar en bicicleta), aprendizaje condicionado (estímulo-respuesta), patrones de funcionamiento del sistema nervioso central, tendencias afectivas y esquemas cognitivos, esos que dijimos que se convertían en automáticos a la hora de responder ante determinados estímulos.

Cuando vivimos un acontecimiento que nos impacta emocionalmente y que no sigue el proceso natural y deseable de manejo del que ya hemos hablado, entonces:

- El cuerpo almacenará la memoria de todo lo experimentado sin que alcance a convertirse en palabras, y lo hará dentro de un patrón concreto de conexiones neuronales que supone una forma particular de responder y que será el que tenga más probabilidades de activarse.
- La mente dará una explicación inadecuada, generando ideas erróneas y construyendo esquemas de afrontamiento desadaptativos.
- Actuaremos de forma automática porque nuestro aprendizaje estará basado, simplemente, en el condicionamiento. Este condicionamiento es la expresión clara de esa forma de funcionar según ese sistema de probabilidades.

En definitiva, se habrá disociado la información y quedará, por un lado, la que lleve contenido somatosensorial y, por otro, la que es puramente cognitiva. Para la última hay palabras; para la primera, síntomas.

Esto explica que afirmemos que, en relación con las experiencias traumáticas, no recordamos, sino que reexperimentamos. La memoria traumática reexperimenta porque el hecho de que la información se almacene de forma disgregada no facilita la integración, sino la repetición infinita de lo vivido dentro de un bucle que buscará eternamente la resolución satisfactoria de la situación traumática.

Por suerte, algo bueno tienen estos síntomas, y es que nos obligan a consultar a un profesional y, al hacerlo, aumentan las posibilidades de que se dé la traducción y se pueda salir por fin de ese bucle. Los profesionales debemos estar atentos a colaborar en dicho proceso, que consistiría en traducir de la memoria implícita a la explícita, y es imprescindible hacerlo en psicoterapia. Es uno de sus objetivos.

Lección 20

La memoria explícita

Las principales características de la memoria explícita serían:

- No está disponible desde el primer día, sino que se desarrolla alrededor de los dos años, cuando ya podemos hablar y narrar lo que nos va ocurriendo y cómo nos afecta.
- Depende del desarrollo de estructuras corticales como el lóbulo temporal y el córtex orbitofrontal y de otras estructuras límbicas como el hipocampo, responsable de la secuenciación.
- Engloba memoria semántica y memoria autobiográfica.
- Genera lo que conocemos como conocimiento declarativo y el llamado conocimiento de la utilidad de los procesos cognoscitivos. El primero incluye información sobre hechos, ideas o conceptos que son conocidos conscientemente; se asocia también con la atribución de significado. El segundo, también conocido como conocimiento explicativo, se encarga de por qué y cómo se utiliza la información de que disponemos para que nuestra ejecución sea más eficaz.
- Supone consciencia y uso deliberado de la información.

Este último punto es clave para entender por qué es tan relevante el desarrollo de memoria explícita.

Para la generación de memoria semántica y autobiográfica es muy importante que medie la ayuda de otro con más conocimiento y experiencia que nos cuente y nos explique lo que debemos saber sobre cómo funciona todo. La memoria semántica supone conocimiento y significado. Es la que se adquiere a través de los libros o de las respuestas de los padres a todos los porqués que plantean los niños.

En psicoterapia de psicoeducación, es fundamental porque genera memoria explícita e imprescindible para la adecuada integración de la información.

Los terapeutas debemos explicar a nuestros pacientes conceptos relacionados con diferentes teorías que ayudan a entender los procesos internos y el manejo conductual. Por ejemplo, resulta esencial explicar cuestiones como la teoría del trauma, la disociación o el apego. Es, por tanto, necesario que los profesionales los tengamos muy muy claros.

Por otra parte, para desarrollar memoria autobiográfica en la consulta, en mi opinión, no hay nada mejor que construir la línea de vida. Considero el psicodiagnóstico absolutamente fundamental en el proceso psicoterapéutico y la línea de vida, la herramienta clave con la que contamos para llevarlo a cabo.

Cuando combinamos conocimiento y significado sobre temas concretos con las experiencias que hemos tenido a lo largo de nuestra vida, es decir, cuando combinamos psicoeducación y línea de vida, lo que resulta es una narrativa mucho más coherente, más amplia e integradora.

La tarea de dibujar una raya en un papel en blanco e ir situando a lo largo de ella lo que vamos recordando no solo nos ayuda a organizar, secuenciar y ordenar; además, la imagen que obtenemos y el propio ejercicio de ir recordando mientras se ordena estimulan las asociaciones y los recuerdos, y favorecen la generación de una nueva narrativa que dará un significado distinto a lo vivido. Es decir, ayuda a lo que llamamos resignificar.

Como ves, la interacción con los otros en el proceso de narrar los acontecimientos vividos, como ya apuntábamos desde el principio, es fundamental. Así pues, la conversación entre padres e hijos antes, durante y después de cualquier acontecimiento favorece la consciencia de lo experimentado, la traducción de lo vivido y la integración de todo en una narrativa suficientemente amplia, coherente con lo que se experimenta a nivel somatosensorial, integrada y eficaz para explicarnos y explicar el mundo que nos rodea.

Esta es otra de las tareas fundamentales en psicoterapia.

Lección 21

Generar memoria explícita

Generar memoria explícita puede, y debe, hacerse por dos vías:

1. Desarrollando memoria semántica y autobiográfica.
2. Transformando memoria implícita en explícita.

La primera vía forma parte de las tareas propias de lo que llamamos procesar de arriba abajo. Utilizamos aquí nuestra corteza y las conocidas como funciones superiores para explicarnos lo más y mejor posible lo que nos acontece en todos los aspectos.

Todo se va esclareciendo. A la luz de los nuevos conocimientos adquiridos a través de la psicoeducación, vamos dando respuesta a preguntas que nos veníamos haciendo desde siempre, nos vamos comprendiendo mejor. Este trabajo resulta muy eficaz, pero no está del todo completo. Es por eso por lo que muchos de nosotros hemos dicho u oído alguna vez la frase «La teoría me la sé, pero me resulta imposible llevarla a la práctica». Esto ocurre porque queda fuera del procesamiento consciente todo lo que alberga la memoria implícita. Por eso es necesario combinar ambas tareas.

La segunda vía, transformar memoria implícita en explícita, supone procesar de abajo arriba. Significa abordar directamente sensaciones, síntomas y emociones para que, al ser escuchados y traducidos, lleguen a formar parte del contenido consciente que se maneja al afrontar los retos que se van presentando.

Lo ideal, como decía, es compaginar ambos modos de procesamiento. El problema es que acceder a algunos recuerdos almacenados en forma de memoria implícita puede resultar tan difícil que puede parecer casi imposible. Unas veces, porque parecen haberse olvidado por completo, y otras, porque recordar es tan dañino que prefiere no hacerse. Son dos fenómenos conocidos, respectivamente, como amnesia disociativa y fobia a la reexperimentación. Dos grandes caballos de batalla en el trabajo con recuerdos traumáticos. Los abordaremos en profundidad más adelante para entenderlos mejor y para saber cómo intervenir.

En algunos casos, los acontecimientos tuvieron lugar en etapas preverbales (antes de los dos o tres años), por lo que no se pudo poner palabras a lo ocurrido y ni siquiera pensarse. Es difícil entonces que se pueda recuperar esos recuerdos y trabajar con ellos.

Pero, una vez más, no, difícil no significa imposible. Veremos cuál es la propuesta que hacemos en psicoterapia. Ya adelanto que, como «el cuerpo siempre lleva la cuenta», solemos partir de los síntomas, de las sensaciones corporales o de las pesadillas recurrentes, por ejemplo.

Muchas personas con historias de abuso, maltrato, intervenciones quirúrgicas tempranas y otras experiencias traumáticas infantiles no guardan recuerdos explícitos de lo ocurrido, pero tienen reacciones corporales, emocionales o conductuales (patrones de respuesta condicionados) ante diferentes situaciones, personas o lugares (olores, sonidos, sabores, contacto) que les hacen sospechar que algo debió de sucederles. Ese es el hilo del que se va tirando para deshacer los nudos de confusión y despejar las lagunas, tras lo que se puede obtener una narrativa que resulte eficaz para explicarse a uno mismo por qué es como es y por qué hace lo que hace.

En psicoterapia, hay muchas formas de trabajar con la memoria emocional y corporal. Yo utilizo la técnica llamada EMDR (*Eyes Movement Desensitization and Reprocessing*): es decir, desensibilización y reprocesamiento por movimiento ocular. Mi elección se basa en los resultados tan espectaculares que, como he podido comprobar, se obtienen utilizándola. Es una técnica que ha alcanzado los máximos reconocimientos en el ámbito de la intervención en trastorno de estrés postraumático.

Lección 22

La intolerancia
a la experiencia interna

El día a día de cada uno de nosotros supone bregar con emociones y sensaciones que resultan difíciles de sostener. Lo único que nos diferencia a unos y a otros es el rango de estímulos que provocan ese malestar y cuán insostenibles los percibimos. Por lo demás, todos reconocemos la expresión «Me pone enfermo», que alguna vez hemos utilizado para referirnos a algo o a alguien.

Ahora sabemos que el cuerpo lleva la cuenta de todo lo vivido y que eso explica que reaccione el primero ante determinados estímulos que están relacionados, de alguna manera, con otros que nos impactaron emocionalmente en algún momento. Sabemos, además, que ese malestar interno puede ser el único material que tenemos que almacenar y custodia la memoria de lo que una vez ocurrió, que forma parte de nuestra memoria implícita y que debe ser traducido. Pero también sabemos que preferimos seguir dejándolo fuera de nuestra conciencia, que le tememos más que a un nublado y que deseamos fervientemente tener el extraordinario poder mental que nos permita mantenerlo a raya para siempre, o que lo haga desaparecer.

Llegar a reconocer, nombrar, legitimar y sostener la experiencia interna es el primer paso para poder utilizarla como guía para la acción y para transformar las experiencias vividas en aprendizaje.

Si no, la energía se nos va en acallarla con acciones tan poco productivas como la amnesia, la disociación, la somatización o lo que conocemos como los mecanismos de racionalización o de intelectualización. Estos últimos nos ayudan a crear narrativas que supuestamente interpretan nuestras acciones y las dotan de significado, pero que, en realidad, están muy lejos de explicar adecuadamente lo que ocurre. La mente dispone de mecanismos fantásticos para acudir a nuestro rescate y para ayudarnos a mantener la información emocional aislada de la conciencia, haciéndonos creer, sin embargo, que la estamos teniendo en cuenta. ¿Recuerdas lo de la vinculación disfrazada de defensa?

Lección 23

El cerebro triuno

Ojo, el título de esta lección puede resultar disuasorio para algunas personas a las que quizá les suene tedioso o incomprensible. Si es tu caso, detente, no te saltes esta lección ni las siguientes. Aunque expondré conceptos y teorías asociadas a la neurobiología del comportamiento, te aseguro que serán muy básicos y que ayudarán a entender muchas cosas.

Voy a tratar de explicarlo de la forma más breve y sencilla posible, tal y como lo hago en mi consulta con los pacientes, para que cualquiera pueda entender los aspectos más importantes de aquello que se «cuece» a nivel fisiológico cuando experimentamos una emoción y actuamos en consecuencia.

Desarrollaré las diferentes cuestiones en tres lecciones separadas y, al terminar, agruparé lo expuesto en una sola (lección 26) que abarque, integre y explique todo.

En esta primera lección hablaremos de una teoría que explica nuestro cerebro como si, en realidad, fueran tres funcionando como uno solo: es decir, tres cerebros en uno.

Esta teoría afirma que en nuestra cabeza están alojados lo que podríamos considerar tres tipos de cerebro que, en la práctica, funcionan, o deberían funcionar, como uno solo. ¿Por qué digo deberían? Como ya hemos visto en lecciones anteriores, una parte importante de la información que incorporamos cuando vivimos determinadas experiencias se queda almacenada fuera de la conciencia, por lo que hay estructuras que no están llevando a cabo su trabajo en equipo, junto con las demás.

¿Cuáles son esos tres cerebros? El reptiliano, el límbico y el cortical (en la ilustración, representados con el gris claro, el blanco y el gris oscuro, respectivamente).

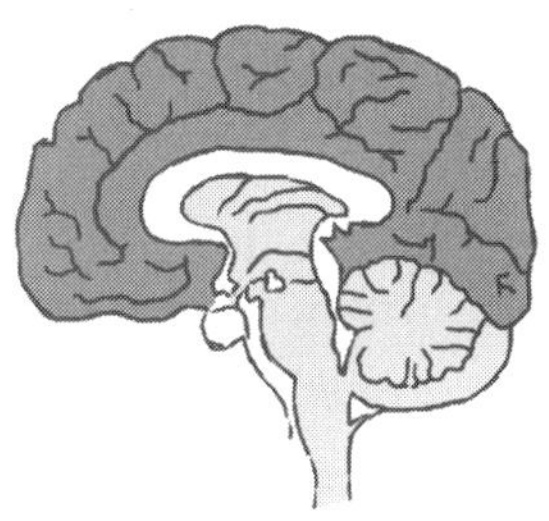

Esta idea del cerebro triuno fue desarrollada por Paul Mac Lean allá por 1985 para explicar cómo se organiza el cerebro de los seres humanos.[5] No podemos considerarla al pie de la letra, pues, en realidad, no funcionamos exactamente como él propone, pero sí la tomamos prestada porque, didácticamente, resulta muy gráfica y útil para entender ciertos aspectos que nos interesan.

- El cerebro reptiliano. Se llama así porque lo compartimos con los reptiles, pero también se le conoce como complejo-R. Es el más primitivo. Está en la base del cráneo y lo componen las siguientes estructuras: los ganglios basales, el tronco del encéfalo y el cerebelo.

5. MacLean, Paul, *The triune brain in evolution*, Nueva York, Springer, 1990.

Su especialidad son los instintos. Controla las respuestas de lo que se conoce como sistema nervioso autónomo (las cardiacas y las respiratorias, por ejemplo), el movimiento y el equilibrio. Así, podría llamarse también cerebro sensorio-motriz.

- El cerebro límbico. Se le considera evolutivamente posterior al reptiliano y, de alguna manera, lo circunda. Lo compartimos con los mamíferos y se le conoce también como cerebro emocional. Su tarea fundamental tiene que ver con la vida afectiva.

   Una de las estructuras fundamentales que componen este cerebro es la amígdala, que es la protagonista en muchas historias sobre emociones. No hay que confundir esta amígdala con la que tenemos en la garganta. Hago esta aclaración desde que una vez, en una conferencia, me preguntaron: «Entonces yo, como estoy operada de amigdalitis, ¿no puedo hacer todo esto que me explicas?». Caí en la cuenta de que nadie tiene por qué saber, *a priori*, que, aunque comparten nombre (que procede, por cierto, del griego *ἀμυγδάλη*, que significa «almendra»), estamos hablando de estructuras diferentes.

- El cerebro cortical o neocórtex. Rodea a los dos anteriores y ha sido evolutivamente el último en desarrollarse. Lo poseemos los mamíferos más evolucionados y se encarga de lo que conocemos como funciones superiores: razón, pensamiento, lenguaje, abstracción o planificación, por ejemplo. Realiza un procesamiento cognitivo de la información.

Cada uno de estos tres cerebros tiene su particular manera de percibir y entender el mundo. Uno se ocupa de recoger información relacionada con los instintos; otro, con las emociones; y el tercero, con el conocimiento. Ya te dije que estábamos muy bien diseñados...

Lo deseable es que estos tres cerebros funcionen de forma integrada. Ninguna información es más importante que otra; por el contrario, es conveniente que todos los mensajes que transmiten sean tenidos en cuenta.

Lo ideal es que toda la información que registramos acabe integrándose en una estructura que pertenece al sistema límbico y que se llama tálamo. De ahí, se dirige al córtex prefrontal que es desde donde emitimos las respuestas. Sin embargo, en determinadas circunstancias, uno de esos cerebros puede volverse dominante y funcionar de forma completamente aislada de los otros dos (y del tálamo). Veremos un ejemplo de esto más adelante cuando expliquemos cómo funcionamos cuando vivimos un acontecimiento con alto impacto emocional.

Lección 24

La jerarquía polivagal

Este concepto proviene de una teoría desarrollada por Stephen Porges en 1995. Explica los condicionantes fisiológicos que subyacen al comportamiento social del ser humano y su respuesta ante determinados retos que involucran al miedo. El protagonista de estos condicionantes sería el nervio vago o neumogástrico, que constituye lo que se conoce como el décimo par craneal.

Los pares craneales son nervios que salen del cerebro (los demás nacen en la médula espinal) a través de unos agujeros repartidos por la base del cráneo. Desde aquí llegan a áreas periféricas como la cabeza, el tórax o el abdomen. Estos nervios se llaman así porque se cuentan a pares, uno sale del lado derecho y otro del izquierdo, y se clasifican según el lugar del que parten y según su función.

El nervio vago parte del bulbo raquídeo y transmite órdenes a los músculos faríngeos y laríngeos. Envía fibras nerviosas a órganos como el estómago, el corazón o el páncreas. Es el más largo de los pares craneales, de ahí su nombre (*vagus* en latín significa «vagabundo»); vaga haciendo un largo recorrido. El nervio vago controla el sistema parasimpático, lo que lo relaciona con la ansiedad y con la percepción de peligro o seguridad.

Los sistemas simpático y parasimpático conforman lo que conocemos como sistema nervioso autónomo (SNA), opuesto al sistema nervioso central (SNC). El autónomo se llama así porque no es posible ejercer un control consciente sobre las funciones en las que está implicado.

> Para resumir, podemos decir que el sistema simpático enciende y el parasimpático apaga.

La activación del sistema parasimpático produce, entre otras cosas, disminución de la frecuencia cardiaca. Así, si decimos que el nervio vago controla el parasimpático, podemos inferir que está asociado a «apagarnos» cuando es necesario. Y por eso se le relaciona con la ansiedad, pues es el que se encarga de la recuperación, tras la activación que genera el simpático, y el que contribuye al ahorro de energía y al enlentecimiento general de funciones que requieren procesos tales como, por ejemplo, la digestión.

Para explicarlo de manera más sencilla, diré que lo que propone Porges es un modelo general de reacción que compartiríamos los seres humanos ante situaciones de tensión generadas por otros individuos, y que supondría la interacción entre los sistemas simpático y parasimpático, donde el nervio vago jugaría un papel crucial.

La teoría explica cómo, estar en sintonía con otra persona, puede sacarnos de un estado de desorganización o de miedo.

Porges y su colega Sue Carter llaman al sistema vagal ventral el código del amor neuronal. Precioso, ¿no es cierto?

Su actuación estaría jerarquizada en tres fases:

1. En la primera, se activaría la rama parasimpática ventral de nervio vago (PSVV), que parece encargarse de apelar a la

empatía para poder «negociar». Es lo que se conoce como el sistema de conexión social.

Pondré un ejemplo que creo que será útil para entenderlo. Imaginemos un atraco. Ante una agresión como esta, parece que lo inmediato sería salir corriendo o pelearse con el atracador (si sabes y puedes), pero no es menos frecuente que pidamos al atracador que se lleve todo lo que tenemos, pero que no nos haga daño, o que se lo lleve todo «menos este anillo, que era de mi madre y es muy especial para mí...». También podemos buscar la ayuda o implicación de terceros. Tiene sentido, ¿verdad? En estos dos últimos casos, estamos intentando establecer una conexión con el agresor apelando a su capacidad de empatizar con nosotros para conseguir salir airosos; o ganar aliados con el mismo propósito.

Este llamado subsistema vagal ventral es el más reciente y sofisticado evolutivamente. Cuando la rama PSVV está activada, manda señales al corazón y a los pulmones reduciendo el ritmo cardiaco y aumentando la profundidad de la respiración. El resultado es que nos sentimos más tranquilos, relajados y centrados.

En contextos claramente no amenazantes, el sistema de conexión social controla al simpático, facilita la implicación con el entorno y nos ayuda a establecer vínculos afectivos. Pero en condiciones traumáticas, su dominio suele quedar anulado. El peligro lo desconecta y precipita el impulso de moverse y atacar. Nos sentimos desconectados del otro y menos sensibles a su voz mientras que aumenta la sensibilidad a las señales amenazantes. En ese estado, al menos, nos sentimos vivos y con energía.

2. En la segunda fase, entraría en escena el sistema simpático (SS). Al accionarse, moviliza una respuesta de ataque o fuga ante una amenaza. La amígdala da la señal de alarma y un torrente de sustancias químicas aumentan la activación general del organismo.

   Evolutivamente, es más primitivo y menos flexible que el anterior.

   Continuando con el ejemplo del atraco, el sistema simpático se activaría si la estrategia de intentar convencer a nuestro asaltante de que no nos haga daño, no funciona. Se impondría entonces la necesidad de huir o luchar.

3. En una tercera fase, la rama parasimpática dorsal del nervio vago (PSDV) provoca la inmovilización total del organismo.

   Si todo lo anterior fallase, esta sería la última línea defensiva que garantizaría nuestra seguridad.

   Este es el sistema más primitivo de todos y se desencadena a causa de la hipoxia (disminución de oxígeno en sangre) que se produce tras mantenerse durante un tiempo toda la actividad que genera el simpático. Provoca la disminución del ritmo cardiaco, síntomas digestivos como la diarrea o las náuseas, y la reducción drástica del funcionamiento del metabolismo. También la sensación de entumecimiento general y el síncope. La conciencia se apaga y nos quedamos paralizados, lo que posibilita que no registremos las sensaciones de dolor.

   Volviendo al ejemplo, lo que hace el organismo en esta fase es apagarse, congelarse. Es una respuesta muy primitiva y automática que emplean muchos animales ante el ataque de un depredador. Se conoce como muerte fingida, y le puede ocurrir a cualquier ser humano ante un asalto como el que estamos comentando.

La teoría de Porges defiende la idea de que el subsistema vagal ventral fue evolucionando para que pudiéramos adaptarnos a la complejidad de las relaciones con los otros.

Cuanto más eficazmente sincroniza este sistema la actividad de los sistemas simpático y parasimpático, mejor se sincroniza la fisiología de cada individuo con la del resto de los miembros de la tribu.[6]

Estar sincronizado con las personas que nos rodean es fundamental, así es como el ser humano aprende a regular sus emociones. Y, aunque siempre estamos, de algún modo, en alerta, con nuestro sistema defensivo atento a las señales, para sentirnos unidos a los otros debemos desconectar esa vigilancia natural y confiar.

La experimentación traumática acaba con la sincronización con la tribu. Las personas traumatizadas están en alerta permanente, sin posibilidad de desconectarse de esa tensión, y de conectarse y sintonizar con el otro; bloqueadas; impermeables a nuevas experiencias y sin opciones para detectar el peligro real.

Bessel van der Kolk realizó un estudio en 1998 para contrastar la relación entre abuso y negligencia infantil, y el riesgo de sufrir experiencias violentas en la edad adulta. Según los datos

6. Porges, S., *La teoría polivagal*, Madrid, Pléyades, 2016.

de ese estudio, las mujeres que de niñas habían sido testigos de malos tratos a sus madres por parte de sus parejas tenían más probabilidades de ser víctimas de violencia de género, y las mujeres que de niñas habían sufrido abuso o negligencia tenían siete veces más probabilidades de sufrir una violación de adultas.

Muchas personas con historia de trauma buscan aislarse para sentirse seguras, pues el contacto íntimo desencadena en ellas reacciones intensas y automáticas. Como señala Porges:

> Lograr cualquier tipo de intimidad profunda, un abrazo intenso, dormir con un amigo o tener sexo requieren permitirse a uno mismo experimentar la inmovilización sin miedo.[7]

Es decir, como comentábamos en lecciones anteriores, poder manejarnos por todo el espectro de conductas que integran la polaridad aproximación-defensa sin que nos disparen los extremos.

Entonces ¿cómo plantearse la intervención psicoterapéutica con estas personas para desbloquear toda una organización defensiva que una vez les garantizó la supervivencia y la adaptación al medio?

Una vez más, la respuesta está en la sintonía y en tratar de trabajar siempre dentro de lo que Daniel Siegel llama «la ventana de tolerancia». Lo veremos en la siguiente lección.

7. Porges, S., *op. cit.*

Lección 25

La ventana de tolerancia

El concepto de ventana de tolerancia está relacionado con la teoría polivagal explicada en la lección anterior.

Se entiende que el ser humano posee un umbral dentro del cual puede soportar el efecto que le produce un estímulo y generar una respuesta óptima ante el reto que le supone. Ese umbral es lo que se conoce como ventana de tolerancia.

El estímulo que provoca una respuesta más o menos tolerable puede ser interno o externo. Asimismo, dependiendo de las experiencias de cada uno, el umbral de tolerancia será mayor o menor. Cada persona tiene una amplitud habitual dentro del margen de tolerancia que influye en su capacidad de procesar información.

La zona dentro de la cual toleramos la experiencia interna se conoce como zona óptima de activación fisiológica.

La siguiente imagen nos ayuda a entender e integrar mejor todos estos conceptos.

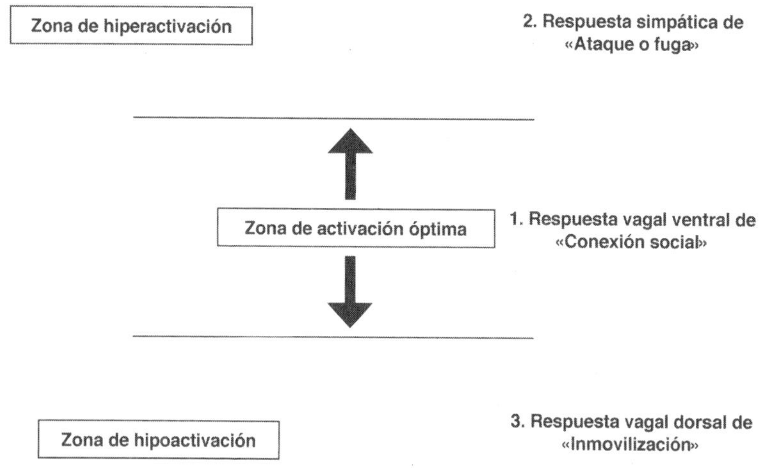

La zona óptima de activación fisiológica se relacionaría con el llamado sistema de conexión social, mientras que la activación del simpático y la rama dorsal del nervio vago estarían relacionadas con lo que llamamos hiperactivación e hipoactivación, respectivamente: la activación del sistema simpático puede sacarnos de esa zona óptima y generar una respuesta global de hiperactivación que nos prepara para la lucha o la huida; el fallo en la actuación tras esa hiperactivación nos llevará a la inmovilización típica de la hipoactivación posterior.

Como hemos comentado, las personas que han sufrido experiencias traumáticas tendrán un umbral de tolerancia estrecho y responderán ante una amenaza hiperactivándose o hipoactivándose. Estos dos extremos pueden ser adaptativos al enfrentar situaciones estresantes, pero se vuelven desadaptativos cuando se utilizan en contextos que no revisten ningún peligro.

En la zona de activación óptima se mantienen el funcionamiento cortical, necesario para integrar la información a los niveles cognitivo, emocional y sensoriomotriz; la posibilidad de pensar sobre lo que está ocurriendo y cómo lo estamos viviendo; y la mentalización.

En psicoterapia, es crucial que averigüemos el modo habitual de respuesta de nuestros pacientes y que procuremos aumentar su umbral de tolerancia. Para ello, trabajar en desarrollar la mentalización es imprescindible; esta debe ser inherente al proceso psicoterapéutico. Lo veremos más adelante.

Todos tenemos una manera característica de enfrentar los retos del día a día que se puede asociar claramente con la hiperactivación o con la hipoactivación. Hay que prestar atención a los diferentes síntomas y modos de afrontamiento que el paciente nos relata, y aprender a relacionarlos con un estilo u otro. Síntomas característicos de la hiperactivación son, por nombrar algunos, la ansiedad, los ataques de pánico, el insomnio crónico, las taquicardias, los tics, la hiperactividad o los atracones. Por su parte, son propios de la hipoactivación los síncopes vasovagales, la anhedonia, la hipersomnia, la desconexión con las sensaciones corporales o la anestesia ante el dolor. Al procesar los recuerdos más perturbadores, nuestros pacientes tenderán a desencadenar (de forma inconsciente) el modo defensivo con el que habitualmente se protegen.

Es decir, si una persona suele experimentar ansiedad, incremento del ritmo cardiaco y ataques de pánico, cuando trabajemos en terapia con algún recuerdo angustioso, será eso lo que sentirá. En principio, es lo normal e incluso lo deseable. Pero tenemos que asegurarnos de que esa sensación de desbordamiento e intolerancia vaya disminuyendo. El primer paso para ir integrando lo ocurrido es que se pueda tolerar la experiencia interna que produce.

Dentro del margen de tolerancia se pueden procesar distintas intensidades de activación emocional y fisiológica sin alterar el funcionamiento del sistema.

Recomiendo que, durante el proceso psicoterapéutico, tras una exhaustiva evaluación, comencemos trabajando en aumentar la ventana de tolerancia. Yo he creado un protocolo para hacerlo combinando la narrativa de los sucesos de vida con la técnica de EMDR. Puedes entrar en mi web (<www.psicociencias.com>) y consultarlo en la pestaña de publicaciones, donde encontrarás un artículo descargable y gratuito. Te dejo la referencia también en la bibliografía.

Lección 26

La respuesta fisiológica en condiciones óptimas

Al principio de la lección 23 subrayé la importancia de tener algunas nociones acerca de lo que ocurre en nuestra fisiología mientras estamos viviendo acontecimientos estresantes susceptibles de convertirse en traumáticos. En esta lección abordaremos una narrativa globalizadora que resulte esclarecedora y convincente.

Pretendo recoger lo visto hasta ahora y añadir algún dato más. Esta forma de explicar es la que utilizo tanto en clase como en la consulta. Deseo que resulte comprensible para todos.

Pero antes de empezar, una aclaración: el desarrollo de las neurociencias nos ha permitido desentrañar los misterios de la respuesta fisiológica a cada situación que vivimos y conocer las claves para regularla óptimamente. Los datos y teorías son muchos. He rescatado los que me parecen más importantes para una mínima comprensión eficaz de los procesos involucrados y para mostrar cómo se condiciona la intervención clínica basándose en ellos. Para profundizar, los lectores interesados deberán consultar la extensa bibliografía de que disponemos. Al final del libro, reúno una pequeña muestra.

Y ahora vamos con lo que nos ocupa.

Me gusta explicarles este tema a mis pacientes y alumnos mediante este sencillo dibujo de un monigote:

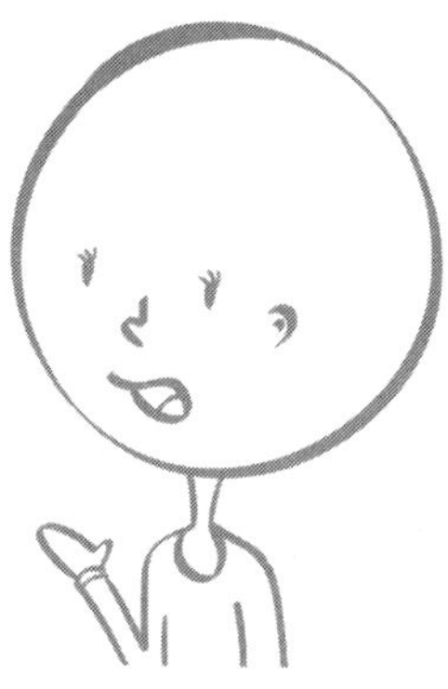

En el dibujo quedan representados los cinco sentidos (vista, olfato, oído, gusto y tacto), a través de los cuales vamos incorporando el mundo que nos rodea.

Veamos lo que sucede a nivel fisiológico en condiciones óptimas. Después lo compararemos con lo que ocurre durante un evento de alto impacto emocional susceptible de convertirse en traumático.

En condiciones óptimas, cuando un estímulo sensorial (con excepción de los olfativos) ingresa en una persona, la primera escala que realiza en el cerebro es en el tálamo, que, como muchas otras estructuras cerebrales, es bilateral. Además, se encuentra interconectado con otras estructuras del sistema límbico, así como con la corteza prefrontal, los ganglios basales, la corteza somatosensorial, las áreas de asociación, la corteza auditiva, la visual, el córtex motor, el cerebelo y el tronco del encéfalo. El tálamo es, por tanto, un centro de transmisión ascendente y descendente. Su capacidad para sincronizar las diversas agrupaciones neuronales existentes a lo largo de todo el cerebro (cada una oscilando en su propia frecuencia) y para determinar la formación de combinaciones coherentes de redes neuronales lo convierte en la piedra angular de la integración de la información.

Gerald Edelman, premio Nobel de medicina en 1972, decía del tálamo que es el «cocinero del cerebro» y que, como tal, mezcla toda la información de nuestras percepciones para preparar una «sopa autobiográfica» muy homogénea, una experiencia integrada y coherente de «esto que me está pasando».

Una vez recibida la información del exterior, lo que hasta ahora sabíamos y creíamos era que el paso siguiente del tálamo consistía en enviarla a la corteza correspondiente para ser analizada. Pero Joseph LeDoux, un neurocientífico norteamericano de la Universidad de Nueva York, descubrió que la información que salía del tálamo, en realidad, seguía dos vías, y que mientras una, efectivamente, iba a la corteza, la otra, secundaria y más corta, se apresuraba hacia la amígdala. Este descubrimiento transformó la manera de entender el camino seguido por las emociones en el cerebro, pues, como sabemos, la amígdala dota de significado afectivo a los estímulos. Si se interrumpen las conexiones entre ella y el resto del cerebro, el individuo se convierte en un verdadero inepto a la hora de descifrar el significado emocional de los acontecimientos que vive.

Voy a repetir esto último: la interrupción de la conexión entre la amígdala y el tálamo nos convierte en analfabetos emocionales. Insisto porque es crucial para entender lo que ocurre con las experiencias traumáticas. Volveremos sobre ello un poco más adelante.

La amígdala es una estructura compleja con forma de almendra. Es una pieza clave en cuestiones emocionales. En realidad, existen dos amígdalas (ya he dicho que la mayoría de las estructuras cerebrales son bilaterales) que constituyen un conjunto de estructuras interconectadas situado encima del tallo encefálico. La amígdala pertenece al sistema límbico, a lo que conocemos como cerebro emocional. Es «el punto central de confluencia en el que toda la información procedente de los sentidos es unida y dotada de significado emocional». Tiene, además, capacidad de memoria, de aprendizaje y de respuesta por sí misma.

El atajo que supone la comunicación tálamo-amígdala y la capacidad de esta última para responder rápidamente ante determinados estímulos fueron importantísimos evolutivamente. Responder en cuestión de milisegundos seguramente permitió la supervivencia al reaccionar ante situaciones peligrosas. Pero esto juega también malas pasadas a los seres humanos, pues produce lo que se conoce como secuestros emocionales.

Las investigaciones de LeDoux explican la manera en que la amígdala asume el control cuando el cerebro pensante todavía no ha podido tomar ninguna decisión. LeDoux llama a estas confusiones emocionales emociones precognitivas. Es decir, reacciones basadas en impulsos neuronales fragmentarios. La amígdala recibe una información sensorial que no se molesta en contrastar, saca una conclusión apresurada y actúa en consecuencia. Esa información no pasa por la corteza, no es pensada, mentalizada. Y como la amígdala tiene capacidad para responder por sí misma, actuamos precipitadamente, «secuestrados». Por eso, ante estos acontecimientos que todos identificamos, la cultura nos suele proponer aquello de contar hasta cien antes de decir lo primero que nos viene a la mente, de hacer esa llamada, de tomar esa decisión, de seguir un impulso. Así, le damos tiempo a la corteza para ayudarnos a decidir más adaptativamente.

Por otro lado, la amígdala juega un rol muy importante en la generación de respuestas endocrinas. Por exponerlo de manera sencilla y resumida, cuando detecta peligro, manda las señales pertinentes a las estructuras involucradas en la respuesta de estrés responsables de la liberación de potentes hormonas como el cortisol o la adrenalina, que aumentan el ritmo cardiaco, la presión sanguínea y la respiración. Esto nos prepara para la huida o para la lucha. No en vano, Van der Kolk compara la amígdala con un detector de humo.

El cerebro utiliza un método muy ingenioso para registrar con especial intensidad los recuerdos emocionales, ya que emplea los mismos neuroquímicos que preparan al cuerpo para responder ante un peligro. De esta manera, la amígdala está muy bien informada como receptora de las señales que emiten las hormonas implicadas en la respuesta de estrés y, así, su activación parece provocar una intensificación emocional que profundiza la grabación del recuerdo de las situaciones vividas.

> Cuanto más intensa es la activación de la amígdala, más profunda es la impronta y más indeleble la huella que dejan las experiencias que nos han asustado o emocionado.

El problema de este sistema de alarma neuronal comandado por la amígdala es que funciona por el método asociativo y equipara cualquier situación presente con otra pasada en cuanto comparten unos pocos rasgos similares. Por eso reaccionamos ante situaciones nuevas con modos y maneras pasados, obsoletos y que resultan poco adaptativos. Son respuestas muy toscas, porque las células implicadas solo permiten un procesamiento rápido pero impreciso.

Pero centrémonos de nuevo en cómo respondemos ante un estímulo que produce activación emocional y en qué ocurre en nuestro organismo.

Pongamos como ejemplo un estímulo visual, por ejemplo, una serpiente. Al ingresar en el cerebro, hemos dicho que su primera parada será el tálamo. Después, llegará a la amígdala y, algo más tarde, a la corteza correspondiente (corteza occipital, en este caso) y al resto de las estructuras corticales y subcorticales. En condiciones óptimas, las diferentes estructuras implicadas harán sus análisis y enviarán sus resultados de nuevo al tálamo para proceder a su integración. Toda esa información acabará en el córtex prefrontal, que será el encargado de emitir una respuesta. Si todo sale bien, el córtex prefrontal dispondrá de una cantidad de información, tanto emocional como cognitiva y sensoriomotriz, que le permitirá emitir la respuesta más adaptativa posible. Una maquinaria perfecta funcionando a pleno rendimiento. Esto quedaría representado más o menos así:

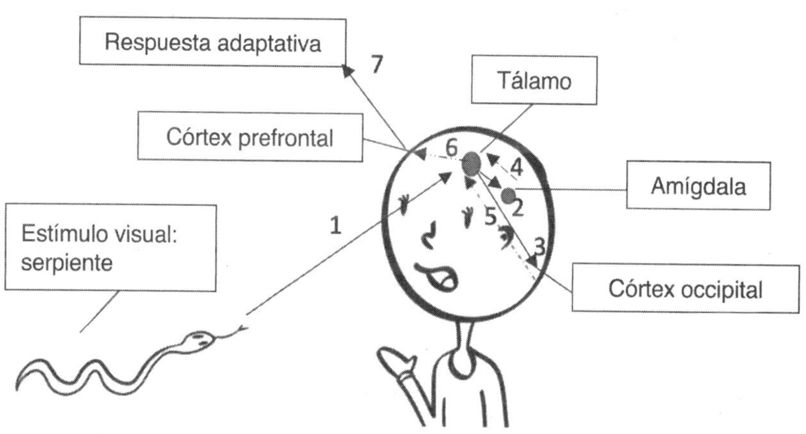

Lección 27

La respuesta fisiológica
en condiciones traumáticas

Acabamos de ver cómo funciona nuestro cerebro en condiciones óptimas, pero ¿qué ocurre cuando no lo son?

Comenzaré exponiendo la definición de Pierre Janet de trauma psíquico:

> Es el resultado de la exposición a un acontecimiento estresante inevitable que sobrepasa los mecanismos de afrontamiento de la persona. Cuando las personas se sienten sobrepasadas por sus emociones, los recuerdos no pueden transformarse en experiencias narrativas neutras. El terror se convierte en una fobia al recuerdo que impide la integración (síntesis) del acontecimiento traumático y fragmenta los recuerdos traumáticos apartándolos de la consciencia ordinaria, dejándolos organizados en percepciones visuales, preocupaciones somáticas y reactuaciones conductuales...[8]

Esta definición data de 1919. ¡Más de cien años y sigue absolutamente vigente!

8. Janet, P., *L'automatisme psychologique*, París, editorial Félix Alcán, 1921.

Veamos cómo las neurociencias han venido a confirmar lo que Janet intuyó que les ocurría a sus pacientes a partir de su trabajo con ellos.

Hemos dicho que el tálamo es la primera estructura cerebral que capta un estímulo externo. La amígdala será la siguiente en reaccionar. Las neurociencias nos han permitido saber que, cuando el acontecimiento supone un alto impacto emocional, la amígdala se sobreexcita («hiperarousal amigdaloideo», lo llamó LeDoux) y produce, entre otras muchas cosas, un corte en la comunicación ascendente entre amígdala y tálamo.

Las estructuras que funcionan como moduladoras de la respuesta de la amígdala (lóbulos prefrontales, en concreto, la corteza prefrontal medial) fallan en su tarea de «apagar» la sobreexcitación.

> El manejo efectivo del estrés depende del equilibrio entre la alerta de la amígdala y la capacidad de la corteza prefrontal de graduar su alteración.

En consecuencia, en la experimentación traumática, se producen el bloqueo y la fragmentación. La información emocional relativa al suceso quedará fuera de los circuitos «normales» de funcionamiento. Al no poder ser devuelta al tálamo, este enviará al córtex prefrontal solo información procedente de la corteza correspondiente, generando creencias y explicaciones que solo pueden ser erróneas por incompletas e incoherentes con lo que realmente se está experimentando.

Ya hemos dicho que el corte de comunicaciones amígdala-tálamo nos hacía poco conscientes de nuestras emociones. No obstante, aunque la información de carácter emocional y sensoriomotriz queda aislada de la corteza, utilizará otras vías alternativas de expresión a través de las estructuras relacionadas con el sistema nervioso autónomo. El caso es poder expresarse de alguna manera. Esto nos suena, es lo que explica las somatizaciones.

Además, mientras el trauma no se resuelva, las hormonas del estrés que el cuerpo secreta para protegerse siguen circulando, y los movimientos defensivos y las respuestas emocionales se siguen reproduciendo.

> En resumen, cuando se viven situaciones de alto impacto emocional, una parte importante de la información respecto al acontecimiento queda aislada, fuera de la consciencia, debido, fundamentalmente, a la hiperexcitación de la amígdala y al fallo en los mecanismos de reducción natural de esa excitación.

Por eso afirma Van der Kolk que todos los traumas son preverbales. Al no poder «cocinarse» en el tálamo toda la información, al quedar desconectados sistema límbico y corteza, no hay explicación que «mezcle» lo que aportan ambas vías y no hay palabras para nombrar las emociones y las sensaciones. Esto es lo que conocemos como alexitimia (*a*, «sin»; *lexo*, «palabras»; *timos*, «afecto, emociones»). El término lo acuñó Peter Sifneos en 1973.

Además, se ha podido comprobar a través de neuroimagen, que el área de Broca (la que se ocupa del lenguaje) se desconecta cuando se desencadenan los flashbacks. Esto incide en la necesidad de ayudar a la víctima a crear una narrativa del acontecimiento traumático.

La sintonía del cuidador juega un papel crucial en la reducción natural de la excitación y en el logro de una narrativa de lo ocurrido que sea coherente, completa e integradora, y permitirá que se lleven a cabo las tres grandes tareas que vimos al principio del libro y que son las que consiguen disminuir el arousal amigdaloideo del que acabamos de hablar: hablar de ello, pensar en ello y soñar con ello.

LeDoux ha estudiado el papel de la amígdala en la infancia y ha llegado a la siguiente conclusión:

> Los encuentros y desencuentros entre el niño y sus cuidadores constituyen un auténtico aprendizaje emocional. Como una parte muy importante de estas lecciones emocionales se impartieron en momentos en los que el niño carecía de palabras, cuando se reactivan los recuerdos en la vida adulta, no existen pensamientos acerca de cuál es la respuesta más apropiada y abundan los automatismos. Los recuerdos se han almacenado en forma de memoria somatosensorial y son, como ya decíamos, el principal alimento de la memoria implícita.

Si la experiencia vivida no se narra, nunca adquirirá significado. Para poner palabras, hace falta ser traducidos e instados a explicarse.

La alexitimia es otra de las características de la vivencia traumática. No hay palabras que describan lo que se ha sentido. M. Feldenkrais dice lo siguiente: «No puedes hacer lo que quieres hasta que sabes lo que estás haciendo». Cuando perdemos la guía de nuestras señales internas, nos vemos abocados a repetir automáticamente las mismas respuestas ante estímulos similares, a dar las mismas explicaciones ilimitadas e incoherentes con nuestra experiencia interna, y a sufrir la protesta de nuestro cuerpo, que interpretamos como traición y condena.

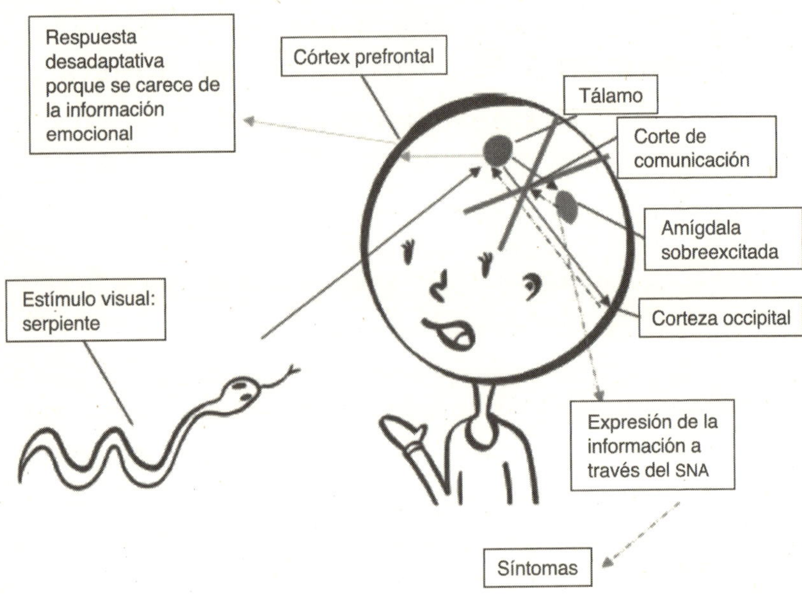

Lección 28

Resumen 3. El cerebro y la respuesta neurofisiológica

Vamos a compendiar lo tratado en las últimas ocho lecciones:

1. ¿De qué hablamos cuando nos referimos a intolerancia a la experiencia interna? Del hecho de que nos resulte casi imposible sostener las emociones y sensaciones que una vez disociamos y que están relacionadas con acontecimientos del pasado que preferimos no evocar. De la barrera que ponemos ante la información que nos llega del sistema psicobiológico de defensa que, como decíamos, no se cansa de intentar que miremos lo que nos pasa y le demos voz. Como lo asociamos a algo peligroso, tratamos de silenciarlo y de mantenerlo disociado.

2. ¿Qué aportan teorías como la del cerebro triuno o la polivagal? Modelos de comprensión de la respuesta neurofisiológica ante el peligro.

3. ¿Qué es la ventana de tolerancia? El umbral que representa nuestra capacidad para responder óptimamente, sin desbordarnos ni perder mentalización (ni conexión con emoción y sensación) ante un reto.

4. ¿Qué es la amígdala? Es una estructura que pertenece al sistema límbico y que juega un papel fundamental en la elaboración de la respuesta emocional.

5. ¿Por qué se le llama al tálamo el «cocinero del cerebro»? Porque es el que mezcla e integra la información que proviene de diferentes estructuras cerebrales, propiciando que la respuesta originada sea la más adaptativa.

6. ¿Cómo se explican las somatizaciones desde el modelo de Joseph LeDoux? Por el bloqueo de comunicación entre amígdala y tálamo debido al hiperarousal amigdaloideo. La información queda bloqueada en el sistema límbico y se expresa a través de vías que controla el sistema nervioso autónomo.

7. ¿Qué es la alexitimia? La incapacidad para expresar nuestra experiencia emocional.

Lección 29

Experiencia vital óptima *versus* experiencia vital traumática

Ya sabemos qué ocurre en nuestra fisiología cuando enfrentamos experiencias de estos dos tipos, pero ¿cómo se expresan conductualmente? ¿Qué supondrían, en ambos casos, en lo que se refiere a las conductas de las figuras responsables de contribuir a que la información que se «cuece» en la olla de la interacción se procese adecuadamente o no?

Vamos a verlo paso por paso y con un ejemplo sencillo:

Características de la experiencia vital óptima

Imaginemos a cualquier «cachorrito» de humano expuesto a los avatares del día a día. Por ejemplo, este:

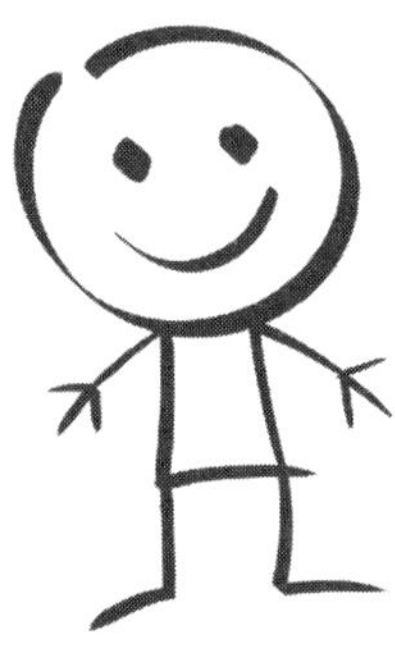

El mundo entra en él a través de sus sentidos, como ya hemos visto, y lo hace en forma de inputs sensoriales. En consecuencia, genera una serie de reacciones en su interior a la que llamaremos a partir de ahora experiencia interna. Esta experiencia interna provocará, asimismo, una respuesta en forma de emociones, sensaciones corporales, cogniciones y conductas, los cuatro elementos comunes a toda experiencia.

En el mejor de los casos (es decir, cuando las figuras de apego emiten una respuesta contingente basada en la sintonía con las necesidades del infante y en la adecuada traducción de sus reacciones), el niño, con su experiencia interna traducida adecuadamente y con la heterorregulación apropiada por parte de sus figuras vinculares, podrá incorporar dicha experiencia en forma de recuerdos integrados, los cuales almacenará en su memoria para que le sirvan de aprendizaje en futuras interacciones. Esto, a su vez, posibilitará el desarrollo de una narrativa de lo sucedido que resultará completa, integradora y eficaz. Hasta aquí, resumido, es lo que ya hemos visto en lecciones anteriores y quedaría esquematizado más o menos así:

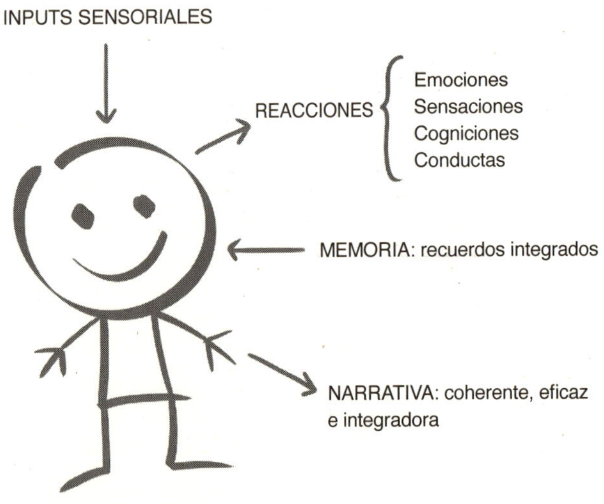

Características de la experiencia vital traumática

Imaginemos ahora a ese mismo cachorrito expuesto a un evento traumático, es decir:

- Aquel que suponga un importante impacto emocional y que no cuente con la respuesta contingente y en sintonía con sus necesidades por parte de sus cuidadores, que dejarán sin traducir su experiencia interna. Silenciada. Disociada.
- Aquel que le lleve, por tanto, a no poder regular su respuesta emocional y a generar creencias erróneas sobre sí mismo y sobre el mundo que le rodea.
- Aquel que provoque que almacene los recuerdos de forma desintegrada porque el elevado arousal que los acompaña los mantiene en estado excitatorio (y a él, en constante alerta).
- Aquel que lleva aparejada una respuesta corporal que se quedará asociada a la emoción para incorporarse en forma de memoria implícita y constituir un automatismo a la hora de responder en el futuro ante estímulos que contengan similitudes con el original.
- Aquel, por último, que le lleve a tener conductas inadecuadas por poco adaptativas.
- Desde aquí, la narrativa que se generará será:
  Incompleta. Excluirá una importante cantidad de experiencia interna que no puede ser incorporada por haber quedado sin traducir.
  Desintegrada. Se obtendrá una narrativa para cada uno de los elementos de la experiencia.
  Incoherente con lo realmente vivido.
  Y, en consecuencia, muy poco eficaz, muy poco adaptativa.

El esquema entonces sería así:

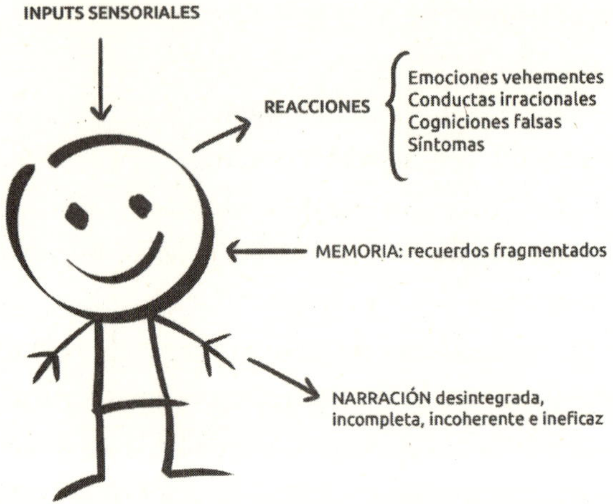

Lección 30

Ejemplo

Vamos a verlo mejor con un sencillo ejemplo. Lo utilizo siempre en mis clases y en la consulta, pues me parece simple y muy gráfico.

Imaginemos a un niño de unos cuatro años que va de la mano de su madre por una calle cualquiera de su ciudad. Si es una calle que suele transitar, estará menos estresado que si no la conoce, pues encontrará menos estímulos novedosos. Supongámosle entonces caminando por su calle a una hora habitual en un paseo cotidiano. Está contento y tranquilo, y va relajado de la mano de su madre, con quien va conversando alegremente y a quien va haciendo mil preguntas, propias de su natural curiosidad, que son satisfactoriamente contestadas.

De pronto, al levantar la vista del suelo, ve que de frente se acerca una señora con un enorme perro a su lado. El niño no está acostumbrado a los perros. En su familia no tienen ninguno. Y, además, este es enorme. En estas circunstancias, es altamente probable que su reacción automática ante el estímulo «perro enorme» sea la de sentir miedo, notar que se le aceleran las pulsaciones y rigidez corporal, pensar que el perro se le va a echar encima y, por tanto, que está en peligro, y apretar la mano de su madre con fuerza mientras se para en seco.

Según lo que hemos visto hasta ahora, lo que marca la diferencia y nos obliga a poner el apellido traumático a determinados acontecimientos tiene que ver con la respuesta del cuidador. Si este sintoniza con las necesidades del niño y sabe traducirlo, podrá darse cuenta de lo que le está ocurriendo y responderá adecuadamente. Se parará, se agachará para ponerse a su altura, le dedicará una mirada legitimadora, comprensiva y empática, y le dirá con voz suave y tranquilizadora: «Hijo, estás asustado. Has visto ese perro grande y te ha entrado miedo. Es normal, cariño. Yo también me habría asustado si fuera tú, porque no estás acostumbrado a estar cerca de un perro tan grande y te parece peligroso. Pero, tranquilo, estás con mamá y no te va a pasar nada. Además, el perro tiene correa y su dueña le sujeta».

La dueña del perro, que ha visto al niño y se ha dado cuenta de lo que pasa, se acerca diciendo que, por favor, no se asuste, que el perro es grande, pero que es muy bueno, que le encantan los niños y que no va a hacerle nada, que, aunque no lo parezca, es un cachorro y que solo quiere jugar. Al llegar a la altura de la madre y el niño, se para. La madre la mira con complicidad y la dueña del perro se tranquiliza y espera. La madre le dice entonces al niño: «Mira, si es muy bueno. No hace nada, ya verás. Lo voy a tocar. Es muy suave. ¿Ves? Le gusta que le acaricien. Como a ti».

Juanito (en los ejemplos el niño siempre se llama Juanito) se va relajando. Al sentirse comprendido y traducido, puede relajarse y emplear la energía en entender lo que le está explicando su madre. Le gusta escuchar su voz serena, le da seguridad. Como se siente protegido, va cambiando su miedo por una curiosidad innata por acercarse y descubrir cómo será eso de tocar a un animal así y jugar con él...

El final de esta historia ya lo conocemos. Es un final de «amor y lujo» en el que el niño se lo termina pasando muy bien con el perro, y es este el que acaba huyendo...

Cuando Juanito llegue a casa y le cuente la experiencia a su padre, sabrá hacerlo adecuadamente, porque habrá ido todo el camino de vuelta narrándolo con su madre, a quien le interesa mucho que el niño haga consciente todo lo vivido e incorpore un esquema de funcionamiento como el que acaba de experimentar ante los acontecimientos estresantes. Un esquema que le permita desarrollar las ideas oportunas sobre sí mismo y sobre el mundo que le rodea, y que le lleve a confiar en los adultos como las personas adecuadas para llevar a cabo el trabajo de convertir la experiencia en aprendizaje.

¡Ay! ¡Si esto pudiera ser siempre así...!

La realidad, sin embargo, suele ser otra bien distinta. En la realidad, la madre, el padre o el cuidador, con frecuencia, responden de una manera muy diferente.

Veamos algunos ejemplos. Quizá te parezca que exagero, pero lo cierto es que incluso me voy a quedar corta... A veces vemos reacciones como las siguientes:

- La madre se da cuenta de lo que le pasa al niño, pero hace caso omiso y tira de él, transmitiéndole así que su reacción no es la normal (así lo interpretará el niño, que acabará viéndose como alguien inseguro, poco capaz y cobarde; y considerando a los perros animales peligrosos y a los adultos, seres bastante poco confiables). Le obliga a caminar al lado del perro mientras hace gestos ostentosos de ridiculización de su conducta, llegando incluso a verbalizar frases como: «Vamos, no me digas que tienes miedo, pero si no es más que un perro. ¡Este crío es un miedica!». Con esta actitud garantizará su sensación de superioridad y la dependencia del niño.

- La madre se asusta más que el propio niño y solo ve, por tanto, su propio miedo. En consecuencia, tirará del niño para cruzar de acera mientras despotrica sobre los perros, los dueños de los perros, el alcalde de la ciudad y el sursuncorda... Cuando se trata de integrar una experiencia vivida, pocas cosas son menos favorecedoras que sumar al propio miedo, el miedo del cuidador, del que el niño no puede, de ninguna manera, hacerse cargo. Y, sin embargo, tendrá que hacerlo.

- La madre, al ver la reacción del niño, le suelta la mano con mala cara y malas palabras, y le obliga a pasar solo cerca del perro. El niño llora y grita, negándose e intentando agarrarse a ella, que no se lo permite. Es posible que el perro ladre, que la gente se quede mirando y que la madre vuelva a coger de malos modos al niño, le dé una colleja o le grite y se aleje ostentosamente orgullosa de su forma de educar, pues es bien sabido que los niños necesitan mano dura...

Sabemos que detrás de estas conductas de algunas madres, padres o cuidadores hay historias difíciles también. Así, no juzgamos a nadie, no se trata de buscar culpables, pero sí de responsabilizar a quien toca y de explicar los acontecimientos con todos los elementos necesarios para entender bien lo que está pasando y por qué se construyen y desarrollan diferentes esquemas de afrontamiento o se generan creencias tan erróneas y limitantes.

Estas son solo algunas de las posibilidades que evidencian que cuando la respuesta del cuidador no se acompasa, a través de la sintonía emocional, con las necesidades del niño, es decir, cuando no es contingente, se estará abonando el terreno para que la experiencia vivida necesite de la disociación de una parte del material. De esta manera, los recuerdos asociados a dicha experiencia se almacenarán de forma desintegrada, favoreciendo la generación de unas creencias, como decíamos, totalmente erróneas y de una narrativa muy poco eficaz. El sueño REM tratará de hacer su trabajo, pero no le será posible debido al alto nivel de excitación que ha quedado, de forma residual, asociado al evento; surgirán entonces las pesadillas, que podrán estar presentes durante años.

¿Cómo, si no, va a garantizarse el niño que no entra en contacto con la realidad de lo que ha vivido? Ha sido testigo de la incapacidad de su cuidador para empatizar con él; para creer y valorar sus reacciones; para protegerle, cuidarle, quererle, respetarle y atenderle; para ayudarle a regularse; para responder adecuadamente en función de su rol... Como no hemos dejado de afirmar, el niño pondría gravemente en peligro la vinculación si atendiese a esa información. Debe silenciarla, apartarla, no atenderla. Es mejor pensar que el inútil, el no válido, el poco capaz... es él.

Lección 31

La mente al rescate

Según todo lo visto hasta ahora, podemos afirmar que nuestras capacidades cognitivas pueden ser un arma de doble filo. Nos proporcionan formas de afrontar nuestro día a día que resultan no solo útiles, sino absolutamente imprescindibles, pues hacen que nos sintamos adaptados y que controlamos mínimamente las exigencias externas; pero, a la vez, pervierten, de alguna manera, la relación que tenemos con nosotros mismos y con el mundo. Impregnan de ideas, no siempre acertadas, cada interacción y crean falsas narrativas sobre quiénes somos y por qué estamos como estamos.

Cuando vivimos una experiencia que parece tener todas las papeletas para acabar silenciada y disociada, la mente es la herramienta más eficaz (por no decir la única) de la que disponemos para afrontar lo que ocurre; tanto si vamos por el «buen camino» y podemos compartirla y hablar de lo ocurrido y pensar y soñar con ello (haciendo lo que se conoce como heterorregulación o regulación en relación con los otros), como si debemos apañárnoslas solos y autorregularnos a través de la disociación. De ahí que hablemos de arma de doble filo. Puede llevarnos al más alto grado de conexión con nuestra experiencia interna (con plena consciencia de lo que sentimos) o al más alto grado de desconexión. Estas dos manifestaciones constituyen los extremos de otra importante polaridad que hay que tener muy presente:

MENTALIZACIÓN *VERSUS* SOMATIZACIÓN

La mente es maravillosa, pero no todopoderosa. La mentalización (o función reflexiva), es decir, dotar de contenido cognitivo a aquello que experimentamos en forma de emociones o sensaciones es útil y necesario. Pero, ojo, resulta un proceso de doble sentido: supone pensar sobre lo que sentimos, pero también sentir sobre lo que pensamos. Es decir, aunque la palabra nos remita a «mente», no implica solo procesos cognitivos. La mentalización está cargada de emocionalidad.

Lección 32

La mentalización

Quiero hacer una advertencia antes de desarrollar esta lección. Puede que pienses que este concepto no es demasiado importante y que tengas la tentación de saltar directamente a la lección 34, que es muy atractiva porque habla del apego: no lo hagas, por favor. El concepto de mentalización es clave para entendernos a nosotros mismos y a los demás. Dedícale el tiempo y la energía que merece, porque va a repercutir en tu beneficio, te lo aseguro. Hazme caso y ya me dirás si tenía razón.

La mentalización es un concepto más complejo de lo que parece a simple vista, pero, una vez que se comprenden algunos aspectos clave, resulta fácil manejarlo.

Como he venido diciendo, y simplificando, mentalizar supone:

- Poner mente a los afectos. A los propios y los ajenos.
- Pensar sobre lo que se siente y sentir sobre lo que se piensa.
- Hacer consciente la experiencia interna de cada uno.
- Echar mano de los recursos cognitivos de que disponemos para utilizar toda la información proveniente del exterior y del interior con el fin de afrontar óptimamente las diferentes tareas adaptativas. Recuerda: toda la información. Toda.
- Aunque hablemos de mentalizar, no estamos hablando solo de utilizar procesos y habilidades cognitivas y exclu-

yendo el mundo relacionado con las emociones y las sensaciones.

Este concepto fue acuñado inicialmente por Pierre Marty en los años sesenta, pero su desarrollo, asociado a la comprensión de los problemas que generan las dificultades en las relaciones de apego, se lo debemos a autores como Peter Fonagy, Anthony Bateman o Margaret Target.

Voy a explicar los aspectos más importantes de la mentalización de forma breve y sencilla para que todos podamos entenderla. Y animo a quien tenga interés en profundizar en ello a que acuda a la extensa bibliografía disponible.

El término está vinculado a lo que conocemos como teoría de la mente. Esta supone la consideración de que, a través de las llamadas neuronas espejo, cada uno de nosotros va cayendo en la cuenta, al entrar en interacción con la mente de otro, de que dispone de una mente propia y de que esta es distinta a la de cualquiera, y sustenta sus propios estados emocionales y sus perspectivas intelectuales. Las neuronas espejo son aquellas que permiten que el cerebro reproduzca información que viene de fuera actuando en espejo; se las considera involucradas, por tanto, en tareas relacionadas con la imitación, el aprendizaje por observación, el contagio emocional o la empatía. El conjunto de creencias, emociones, anhelos, expectativas, etc. que organiza cada uno en torno a lo que le ocurre es lo que se conoce como estados mentales.

Esta idea, o muy parecida, la sostiene la filosofía desde hace siglos. En mi opinión, hay una inspiración grande en la filosofía para el desarrollo de esta teoría y su extrapolación al ámbito psicoterapéutico. Kant afirmaba que nuestra mente construye el conocimiento a partir de los datos de la experiencia, que ordena dichos datos (emociones, sensaciones, pensamientos, etc.) y genera esquemas o reglas que, lógicamente, son su responsabilidad, no la realidad en sí misma.

El constructivismo desarrolla esta idea y asevera que lo que conocemos viene determinado por el cómo se produce ese conocimiento (las circunstancias externas y, desde luego, internas).

Aquí el lenguaje es clave, pues las realidades se organizan y mantienen a través de las historias, dado que, como hemos dicho ya, el ser humano necesita narrarse para dar significado a lo que vive.

En la actualidad, tres disciplinas trabajan, nutriéndonos de información imprescindible, para que podamos mantener afirmaciones como las que estamos haciendo y alguna más que vamos a ver:

1. Las neurociencias, que estudian cómo el cerebro sustenta dichos procesos. Hemos visto ya sus aportaciones para explicar la neurofisiología de algunos procesos clave en el trauma, como el de disociación.
2. La psicopatología del desarrollo, que explica el impacto de las experiencias sobre el desarrollo de la mente/cerebro.
3. Y la neurobiología interpersonal, que estudia cómo influye el comportamiento de una persona sobre el cerebro/mente de otra.

De este modo, yendo más allá, mentalizar permite interpretar el comportamiento propio y el ajeno en función de la atribución de estados mentales. Esto facilita la posibilidad de hacer inferencias sobre lo que debe de estar sintiendo y pensando el otro. Con ello, lo que se entiende, además, es que no siempre se actúa según lo que realmente se está sintiendo o deseando. Mentalizar ayuda, entonces, a ver a los demás como agentes intencionales, es decir, con intereses propios, experimentando y actuando condicionados por esos intereses.

Para todo este trabajo hace falta, como supondrás, imaginar. Lo que sospechamos que el otro debe de estar sintiendo o pensando supone una actividad imaginativa que nos permite interpretar el comportamiento de los demás.

Parece, entonces, que desde muy temprano, los seres humanos vamos percatándonos de las intenciones de los otros distinguiendo entre la acción y el objetivo de esta (aunque este no se haya explicitado). Por eso decimos siempre que a los niños resulta muy difícil engañarlos, pues captan las intenciones del adulto en sus interacciones y, aunque les digamos que estamos haciendo algo por su bien, se dan cuenta de que a lo mejor no es exactamente así y que, más bien, puede que sea por el nuestro.

La compleja mezcla de reacciones que configuran el estado mental concreto asociado a una acción nuestra supone advertir de alguna manera el engaño. Ahí surgen las emociones llamadas negativas (las que forman parte del sistema psicobiológico de la defensa) para aportar información certera.

Mentalizar resulta una clara ventaja adaptativa, pues facilita la interacción con los otros al permitirnos entender su comportamiento, predecirlo, anticipar cómo van a influir nuestros actos sobre ellos, mejorar la comunicación, autorregularnos y, en definitiva, tomar las decisiones más ventajosas en las relaciones. Como decíamos, nos da la posibilidad de gestionar satisfactoriamente los conflictos. Cuando se distinguen las acciones de los estados mentales que subyacen a ellas, se advierte que los últimos son siempre los causantes de las primeras.

Pero, aunque la mayoría de nosotros desarrolla su capacidad para mentalizar a partir, más o menos, de los cuatro años, es imprescindible, como ya hemos visto, un adulto significativo que colabore en la tarea. Un adulto con el que se tenga una relación de apego seguro que garantice tres grandes cuestiones básicas para poder mentalizar:

- Capacidad de regulación emocional.
- Control de la atención (*versus* generación de disociación).
- Desarrollo de determinadas habilidades mentales como la empatía, la capacidad de simbolizar, de generar consciencia (del impacto emocional y del conflicto interno, por ejemplo), o la reflexión...

En definitiva, esto es lo que hacemos, o deberíamos hacer, en psicoterapia. Seguro que ya lo estabas pensando...

Lección 33

Lo que no es mentalización

Es muy importante distinguir la mentalización de lo que se conocen como modos prementales de afrontamiento. Estos son formas de manejo evolutivamente anteriores a la mentalización. Dos de estos modos son la equivalencia psíquica y la pseudomentalización.

La equivalencia psíquica supone, como su nombre indica, hacer equivaler lo que se experimenta a la realidad: «Lo que está en mi mente es real». Este es un modo de manejarse infantil, temprano (según Fonagy, es el que utilizamos hasta los tres años), pues supone que no se ha logrado hacer esa distinción de la que hablábamos antes entre realidad y los estados mentales propios y ajenos. En este sentido, las fantasías proyectadas sobre lo que está ocurriendo fuera son vividas como reales.

Es el modo habitual de funcionar en lo que respecta a los disparadores del trauma: si yo estoy experimentando algo como peligroso ahora, es que es peligroso ahora. Por eso el paciente debe aprender en terapia que lo que una vez fue juzgado como peligroso, por ejemplo, la desvinculación, no tiene por qué serlo ahora. De hecho, esa desvinculación que suponía la aniquilación cuando tenía cuatro años es absolutamente imprescindible a mis treinta y cuatro...

Lógicamente, cuanto mayor sea el rango de vivencias experimentadas como traumáticas, mayor será el número de disparadores que provocan el funcionamiento en modo de equivalencia psíquica. Es decir:

La equivalencia psíquica implica: extrema rigidez de pensamiento, tendencia a culpar al otro y tendencia a hablar en términos absolutos (polarizar es muy infantil, ¿recuerdas?).

La pseudomentalización supone el desarrollo de ideas sobre los afectos sin que estas estén basadas realmente en las emociones y sensaciones experimentadas.

Al necesitar del otro para poder identificar, etiquetar y regular adecuadamente toda la experiencia interna, si el cuidador falla en esta tarea, el niño podrá desarrollar una idea sobre lo que se siente ante determinadas experiencias, pero no será congruente con su realidad interna. Se habla de un modo «como si», pues la persona habla de sus emociones como si las estuviera experimentando realmente. Esto lo vemos muy a menudo en personas con buenas capacidades cognitivas, que han leído mucho y que utilizan diferentes teorías para dar largas explicaciones a lo que les ocurre. Elaboran un discurso, una narrativa que en apariencia es sabia y coherente, pero que en realidad no resuelve nada. Los síntomas persisten, porque todo se queda en eso, en la elaboración de una teoría más o menos sesuda (cuanto más, mejor).

Cuando el niño no obtiene el «reflejo» adecuado por parte de su cuidador (la respuesta que le ayuda en la traducción de su experiencia interna), desarrolla una idea equivocada de sí mismo. Recoge información proveniente de diferentes contextos, miradas o doctrinas, e interioriza representaciones incongruentes acerca de quién es. De esta forma, acaba desarrollando pensamientos e ideas que cree suyos, pero que «sabe» que no lo son. Es lo que se llama *self* ajeno o *alien self.*

Esto está relacionado con el concepto de «lo sabido impensado» de Christopher Bollas.

En este sentido, si damos por sentado que el paciente «sabe», aunque no haya pensado sobre lo que sabe, no hay nada que un terapeuta pueda descubrirle sobre sí mismo en un proceso psicoterapéutico. Con suerte, mucha formación, estudio y función reflexiva podrán ayudarle a traducir (para poder llegar a pensar sobre lo ya sabido) y sostener las dificultades (los miedos y reparos) que este proceso conlleva.

¿Ves la importancia de que el terapeuta tenga una gran capacidad mentalizadora? ¿Y de un buen proceso psicodiagnóstico? Sin una buena evaluación, el terapeuta no puede llegar a saber lo suficiente.

> Si todos sabemos lo que nos pasa y captamos intenciones, entonces, si la traducción que nos ofrece el terapeuta no es la apropiada, lo sabremos. Y si su intención es «engañarnos» haciéndonos creer que sí lo sabe y que somos nosotros los que estamos equivocados, también lo sabremos.

Necesitamos que el terapeuta sea una base segura.

Ha llegado el momento de hablar de apego.

Lección 34

El apego

Hemos dicho que un bebé necesita ir organizando una idea de sí mismo y del mundo que le rodea para desarrollar esquemas de afrontamiento de los conflictos que le hagan sentir que los maneja satisfactoriamente. Esto es adaptarse.

También hemos insistido en que, para llevar a cabo esta gigantesca tarea que es la adaptación, es imprescindible que otras personas le ayuden. El ser humano es muy poco capaz cuando viene al mundo. Por eso, la tarea adaptativa primaria es la supervivencia, y por eso hemos afirmado que primarán los aspectos relacionados con aquello que ayuda a sobrevivir: los vínculos.

Tenemos entonces a un niño totalmente dependiente de que un otro significativo le permita desarrollar un vínculo con él. Además, necesita que ese vínculo tenga unas características determinadas: que sea seguro.

Aquellos niños que posean un apego seguro, con unos padres que les contengan, que verbalicen y pongan palabras a sus estados de confusión, que den respuesta a sus necesidades, más allá de las físicas, tendrán más capacidad para mentalizar que los niños con apego inseguro o desorganizado.

La teoría del apego comienza su desarrollo con John Bowlby, un psiquiatra infantil británico que ya en 1940, pocos años después de licenciarse en Medicina, escribió un artículo titulado «La influencia del ambiente temprano en el desarrollo de la neurosis y del carácter neurótico». Bowlby observó que las madres de niños con problemas tendían a proyectar sobre ellos la hostilidad que, en realidad, sentían hacia sus propios padres, y exigían a los niños que satisficiesen necesidades afectivas que sus progenitores no habían satisfecho, generando en ellos, por tanto, demandas excesivas y que no les correspondían.

De este modo, Bowlby le da valor a la interacción familiar, a la influencia de la separación temprana de las figuras vinculares, a los efectos nocivos de la privación de los cuidados maternos adecuados y a los fenómenos intergeneracionales.

Después, Mary Ainsworth y Mary Main contribuyen a ir desarrollando una teoría que, en la actualidad, es indiscutiblemente imprescindible para la comprensión del ser humano.

Una vez más, voy a exponer las ideas nucleares de esta teoría para llegar a una comprensión mínima de ella y ver su influencia en todo lo que llamamos traumático.

Ideas básicas de la teoría del apego:

- El apego es el vínculo afectivo especial que se crea entre el bebé y su figura de cuidado principal. Generar lazos afectivos para sobrevivir es una necesidad humana fundamental.
- El apego es, asimismo, necesario para la regulación de los afectos y para la construcción de una idea sobre uno mismo y sobre el mundo circundante.

Bowlby sostenía que es una necesidad evolutiva disponer de un mundo representacional que, de alguna manera, simbolice o encarne el mundo real. Así es como iríamos adquiriendo conocimiento de nosotros mismos y de los demás, y haciendo inferencias sobre la experiencia presente y futura.

- El mundo representacional se desarrolla en un contexto relacional y depende del grado de sintonía con nuestras figuras de apego. La calidad de la comunicación no verbal con dichas figuras parece clave en la creación de modelos de funcionamiento.

Como sostiene David Wallin, «los trabajos de Mary Main arrojaron luz sobre la manera en que esas interacciones no verbales tempranas, de origen biológico, se registran en el bebé como representaciones mentales y normas para procesar la información e influyen, a su vez, en el grado de libertad con el que después el niño, el adolescente y el adulto es capaz de pensar, sentir, recordar y actuar».

Es decir, lo que comienza como algo impulsado por una necesidad biológica, se acaba registrando como representaciones psicológicas y mentales que continúan influyendo en la particular manera de concebir y registrar la experiencia subjetiva y en la manera de modular la conducta a lo largo de la vida, estén o no presentes ya las figuras de apego que las propiciaron.

Main dio una importancia clave a aquello que funciona o no funciona en relación con nuestras figuras de apego. Así, teorizó que todos interiorizamos determinadas reglas que podrían llamarse reglas de apego, que serían verdaderas estrategias adaptativas para maximizar u optimizar el apego. Hay una diferencia clave entre los distintos tipos de apego respecto a estas reglas. Lo más característico del apego seguro es la flexibilidad.

Hay dos tipos de apego: seguro e inseguro. Dentro de la categoría de inseguro se distinguen otros tres tipos diferentes: ansioso-ambivalente, evitativo y desorientado-desorganizado. Hablaremos de ellos brevemente en la siguiente lección.

La investigación de Main indica que el apego seguro es consecuencia de la flexibilidad de los padres, que engendra flexibilidad en los hijos. Dicha flexibilidad se traduce en pocas restricciones para el despliegue de la atención, un amplio repertorio afectivo y conductual, maleabilidad de pensamiento y desarrollo de metacognición (pensar sobre el pensar), y fácil acceso a gran variedad de recuerdos.

Desde el apego inseguro no se puede tomar conciencia de las necesidades y los sentimientos propios ni expresarlos. Estos deben amplificarse o maximizarse en la toma de conciencia, así como en la expresión, según se tema el rechazo de la figura de apego o la continuidad de la atención y el cuidado. En estos casos, las estrategias para optimizar el apego se implementan activamente y producen gran adhesividad, lo cual explica que perduren a lo largo de toda una vida. Main atribuía la estabilidad de estos modelos al contexto crítico de supervivencia en el que se generan.

Main también teorizó sobre el mecanismo que explicaba la transmisión intergeneracional del apego inseguro. «Así pues, la necesidad parental (a menudo inconsciente) de perpetuar estos rígidos patrones de atención y conducta inculca en los hijos unos esquemas asimismo rígidos».

Este es un interesantísimo concepto que explica que, si no hacemos algo al respecto (fundamentalmente terapia), nos veremos haciendo y diciendo a nuestros hijos lo mismo que nuestros padres nos dijeron e hicieron con nosotros. Aunque nos hayamos jurado, en más de una ocasión, que nunca lo haríamos, que levante la mano el padre o la madre que pueda tirar la primera piedra...

Los niños inseguros crecen con modelos rígidos que obedecen a las leyes de los llamados modelos múltiples. Estos modelos se generan sobre la base de incompatibilidades o conflictos. En palabras de Bowlby,

> imponen una restricción defensiva de la atención con el fin de abordar el problema de saber lo que supuestamente no se debe saber y sentir lo que supuestamente no se debe sentir.[9]

¡Me encanta esta frase!, como puedes suponer...

Y llegamos al conflicto universal del que ya hablamos y que es el meollo de todo. Ya en 1956 el psicoanalista británico escribía:

> Rigurosa desnudez y simplicidad la del conflicto que oprime a la humanidad: el de enfrentarse a la persona que más se ama y desear herirla.[10]

Este conflicto es tan difícil de resolver que es tarea para toda una vida... y es la clave del trabajo psicoterapéutico.

9. Bowlby, J., *La pérdida*, Barcelona, Paidós, 2010.
10. *Ibidem*.

Lección 35

Los tipos de apego

Se distinguen dos grandes tipos de apego: seguro e inseguro. Y, dentro del inseguro, hay tres subtipos: evitativo, ansioso-ambivalente y desorganizado-desorientado.

Estos diferentes tipos de apego se definieron a partir de un procedimiento de observación de los niños y sus madres durante una situación que se llamó «situación extraña». Se lleva a cabo en una sala, que podría ser la sala de espera de cualquier centro médico, en la que hay juguetes que van a resultar un estímulo atractivo para el niño. La madre y el niño entran e interactúan entre ellos y con los juguetes. Posteriormente, entra un extraño que se sienta en una silla y se pone a leer una revista. Entonces, la madre sale de la sala y deja al niño con el extraño. Su ausencia dura unos tres minutos. Después, la madre vuelve y es entonces cuando se produce el momento clave de observación: el reencuentro.

A continuación, salen tanto la madre como el extraño y dejan al niño solo. Así, vuelve a haber un segundo reencuentro entre el niño y su madre.

Un niño con apego seguro se desregulará con la salida de su madre y no podrá seguir con su juego y con su normal conducta exploratoria del entorno. Reclamará que su madre vuelva y, cuando esta lo haga, se calmará enseguida al ser cogido y atendido por ella, y le será fácil recuperar la normalidad y jugar de nuevo.

Encontramos tres grandes patrones de conducta en estos niños:

1. Mayor habilidad para explorar el entorno con seguridad, curiosidad y entusiasmo.
2. Menos problemas y mayor habilidad para mostrar su enfado cuando la madre se va.
3. Mayor facilidad para calmarse cuando la madre vuelve.

Aproximadamente la mitad de los niños observados reaccionan de esta manera.

Por su parte, los niños con apego evitativo no suelen mostrar enfado al irse la madre. No tienen conductas de proximidad con ella y no la buscan al volver, sino que evitan de forma activa el contacto con ella.

De hecho, la atención de los niños se centra más en los objetos que en las personas y en las relaciones con ellas. Lógicamente, esto se interpreta como un signo de defensa: el niño centra su atención y energía en los objetos para mantener a raya sus necesidades emocionales, pues sabe que no van a ser atendidas.

Este grupo alberga, más o menos, a una cuarta parte de los niños observados.

Los niños con apego ansioso-ambivalente suelen mostrarse cautos o pasivos antes de que la madre se vaya, muy preocupados por ella, y reaccionan intensamente ante su marcha. Cuando regresa, aunque la buscan para consolarse, no lo consiguen fácilmente. En consecuencia, no se calman, pueden mostrar rabia y no retoman el juego normal.

Este grupo lo componen aproximadamente un quince por ciento de los niños.

Por último, los niños con apego desorganizado-desorientado reaccionan de forma desorganizada ante el progenitor y ante su vuelta. Están confusos y pueden presentar conductas extrañas que reflejan colapso en relación con una intención o un objetivo. Pueden quedarse quietos, como en trance, tener conductas estereotipadas de autoconsuelo o aferrarse y llorar amargamente, pero sin que la mirada exprese comunicación.

El porcentaje de niños que presentan este tipo de apego oscila alrededor del diez por ciento.

Estos niños suelen ser hijos de progenitores con muchos problemas (maltrato, adicciones, negligencia, patología mental, etc.) y crecen en unas condiciones particulares, carecen de total sintonía por parte de sus cuidadores y, además, experimentan agresividad, falta de protección e inseguridad con ellos. Claramente, las emociones que les despiertan sus adultos de referencia, prácticamente siempre, son negativas. Es lógico pues que el resultado sea la desorganización y la desorientación. No solo no se pueden integrar esquemas de funcionamiento aportados por dichas figuras (pues no los tienen ellas mismas y no hay una comunicación contingente), sino que se percibe, más que en ningún otro caso, el choque brutal de mensajes entre los sistemas de aproximación y defensa.

Lección 36

La base segura y el desapego

La seguridad es una experiencia subjetiva y está relacionada con el hecho de mantener un tono afectivo estable. Podemos decir que está en el polo opuesto a la ansiedad, que, como ya comentamos, implica ambivalencia y lucha entre los dos grandes sistemas, el de defensa y el de aproximación.

El niño que ha crecido con una madre «suficientemente buena» (como decía Winnicott, otro pediatra-psiquiatra británico) puede incorporar, por lo general, esquemas o modelos de funcionamiento eficaces para afrontar las exigencias adaptativas. Son los adultos interiorizados como «base segura» los que proveen al niño de los mecanismos para la regulación emocional y la resolución satisfactoria de los conflictos.

¿Cómo lo hacen?

- Permitiéndole tener consciencia de la información que proviene de su sistema de defensa: de ese miedo, esa rabia y ese dolor que sienten y que, en muchas ocasiones, ellos mismos le provocan (recordemos de nuevo *El pajarito blanco...*).
- Traduciéndole adecuadamente.
- Legitimando sus emociones.
- Etiquetándolas correctamente.

- Ayudándole a regularlas.
- Proporcionándole esquemas de funcionamiento flexibles (en constante cuestionamiento y revisión).
- Mostrándose dispuestos a reparar.
- Sirviendo de fuente de inspiración, confianza, ejemplo, referencia, calma y recarga.
- Sosteniéndole.
- Dándole el permiso y el empujón que le hacen falta para lanzarse al mundo.

En resumen, generando la confianza en sí mismo y la autonomía que necesita; el equilibrio preciso entre apego-desapego; la posibilidad de distinguir más allá de esas dos grandes opciones a primera vista incompatibles; todo un abanico amplio de alternativas entre ellas, pero también la capacidad de elegir uno de los extremos, cuando sea juzgado necesario, sin que genere ansiedad ni culpa. Ese tono afectivo estable del que hablábamos en el primer párrafo de esta lección. Ahí es nada...

Pero los padres causamos algunos males a nuestros hijos. Es irremediable. Ni el mejor intencionado cuidador deja de cometer fallos en la crianza. Los padres perfectos no existen y muchos son los factores que influyen en ello: personales, ambientales, circunstanciales, familiares, sociales, laborales... Y que nos lo expliquemos y lo entendamos bien no justifica que no debamos (y, desde luego, que no queramos) hacernos responsables. Los niños son responsabilidad de sus padres. Para lo bueno y para lo malo.

Los padres cometemos errores y con ello hacemos daño a nuestros hijos. Esto es un hecho. Que no lo hagamos a propósito y que nuestra intención sea la mejor no implica que no debamos asumir que esto es así y que tengamos que hacernos cargo de la reparación cuando nos hacemos conscientes de ello, que es, a mi parecer, lo más difícil. Según mi experiencia como psicoterapeuta infantil, muchos padres habrían agradecido que otros profesionales de la salud (o de la educación) les hubieran explicado, mucho antes de llegar a mi consulta, qué estaban «haciendo mal» o deberían haber hecho de otra manera para evitar sufrimiento a sus hijos. Muchos, cuando se hacen conscientes con mi ayuda, se muestran encantados de entender y conocer la raíz de ese sufrimiento y el modo de ponerle fin.

Lección 37

Parámetros de base segura

Un progenitor interiorizado como base segura es aquel al que se puede volver, tras explorar el mundo, en busca de consuelo, comprensión, sostén, ayuda y recarga de energía. Para interiorizar a un cuidador de esta manera hace falta que lo hayamos considerado, previamente, como alguien:

- Coherente.
- Fiable.
- Responsivo.
- Próximo (sin resultar intrusivo).
- Limitador.

Estos son los llamados parámetros de base segura.

Desde aquí se pueden elaborar adecuadamente las pérdidas y enfrentar, de forma airosa y madura, el deseable, difícil, necesario y no siempre bien visto desapego.

Veámoslos con un poco más de detalle.

Un adulto **coherente** es aquel que exige en el mismo nivel que da y el que se comporta según expresa de palabra.

Es una pena, pero la mayoría de los adultos no somos coherentes y, por tanto, no somos un buen ejemplo para nuestros niños. Les hablamos de asumir responsabilidades, y las nuestras para con ellos dejan mucho que desear. Les decimos cómo comer, cómo comportarse, que no fumen, que estudien, que lean más, que cuiden los hábitos de sueño y de ejercicio, etc., y nosotros somos los primeros que no cumplimos...

Les echamos grandes charlas, moralizamos sobre lo torpes que son sus modos y maneras, y lo magníficos que eran, sin embargo, los nuestros a su edad, pero después no solemos estar a la altura. Y todo lo arreglamos diciendo que en nuestros tiempos era más complicado, que ahora lo tienen todo más fácil y que no hay, por tanto, justificación para que no respondan como se espera de ellos.

En resumen, les mandamos el siguiente mensaje: «Tú haz lo que te digo, no lo que yo hago...».

Un adulto **fiable** es aquel que es íntegro, honesto, que nos transmite confianza, en quien podemos depositar nuestro cuidado. Es aquel que está ahí para procurar nuestro bien y protegernos, ese que intuimos que no nos fallará, que está de nuestra parte.

Un adulto **responsivo** va a actuar cuando el niño necesita que lo haga. Nunca dirá que «eso son cosas de niños» y que hay que dejar que se arreglen entre ellos; luego tal vez sea demasiado tarde en relación con conductas de bullying en el colegio, por ejemplo.

Dar respuesta a las necesidades del niño es muy complejo y para ello hay que tenerlas muy claras (recuerda que hablamos de ellas en lecciones anteriores y expusimos las que creemos fundamentales en la lección 17).

Aquí, como en Derecho, el desconocimiento de la ley no exime de su cumplimiento. Así pues, como adultos responsables y responsivos, debemos saber cuáles son nuestras obligaciones, tener claro lo que los niños esperan de nosotros y actuar en consecuencia. Y me refiero a todos los adultos: padres y madres, pero desde luego también profesores, cuidadores, profesionales de la salud, políticos y todo aquel que trabaja con o para los niños.

Un adulto **próximo**, pero que no resulte intrusivo, sabrá transmitir que está ahí sin agobiar, sin entrometerse, sin excederse en el control, y respetará la intimidad y los espacios.

Estará cerca y disponible, pero sin ahogar, sin coaccionar, sin extracontrolar.

Un adulto **limitador** sabe que el niño necesita límites muy claros, tanto para lo que él considerará bueno como para aquello que no le gustará tanto. Los límites proporcionan seguridad y estructura, y eso, cuando viene de un adulto coherente y fiable, se agradece enormemente.

Así pues, todo niño va a poder asumir los inconvenientes de las limitaciones de sus adultos sin demasiados problemas siempre que se fíen de ellos.

Hay una clara necesidad sobre la que quiero insistir: todos los adultos que vivimos, trabajamos, educamos, cuidamos o tenemos algún vínculo de responsabilidad con niños deberíamos tener estos parámetros en cuenta y trabajar en los que sean necesarios para cumplir con ellos estrictamente.

Permítame ahora que, a colación de lo tratado en esta lección, hable de la sobreprotección. Este es un concepto que yo considero mal entendido, pues tendemos a pensar en un exceso de protección de los hijos cuando, en realidad, las conductas que describe son, fundamentalmente, nada protectoras para con el niño y sí para con los padres.

Los llamados padres sobreprotectores se están cuidando a sí mismos y calmando su propia ansiedad cuando están tan encima de sus hijos. La narrativa (bastante seudomentalizadora, por cierto) es que todo lo hacen por el bien del niño y porque nada es suficiente para cuidarlo, pero lo cierto es que su propia angustia no les deja prestar atención, ni un segundo, a las necesidades del niño. ¿Recuerdas el listado de necesidades básicas de la lección 17? ¿Y lo que hablábamos del apego inseguro?

En relación con el listado, y durante todo el libro, he venido insistiendo en la necesidad del niño de que sus cuidadores sintonicen con él y así pueda sentirse visto, sentido y escuchado; de que no se inviertan los roles y de que hay que ayudarle a entrar en contacto con sus propios recursos y a ser autónomo. Cuando los padres despliegan esos comportamientos que conocemos como sobreprotectores, ¿no es obvio que no están sintonizando con sus hijos, que son los niños los que, al frustrar sus intentos de despegarse para que sus padres estén tranquilos, cuidan de sus progenitores y ven bloqueados tanto el desarrollo de sus recursos como de su autonomía? Eso no es protección (otra necesidad básica, por cierto), eso es negligencia en el cuidado, porque se priorizan las necesidades del adulto.

Y, a continuación, lo más importante: la mirada incondicional.

Este tema merece una lección en exclusiva...

Lección 38

La mirada incondicional

Me gusta decir que los parámetros de base segura se resumen en uno (casi como los mandamientos): la mirada incondicional. Los vínculos se establecen a través de la mirada. Por eso este tema es imprescindible.

En clase, cuando abordo esta cuestión, siempre empiezo con un poema de Ángel González. Voy a volver a sacarle partido...

«Muerte en el olvido»

Yo sé que existo
porque tú me imaginas.
Soy alto porque tú me crees
alto, y limpio porque tú me miras
con buenos ojos,
con mirada limpia.
Tu pensamiento me hace
inteligente, y en tu sencilla
ternura, yo soy también sencillo
y bondadoso.
Pero si tú me olvidas,
quedaré muerto sin que nadie
lo sepa. Verán viva

mi carne, pero será otro hombre
—oscuro, torpe, malo— el que la habita...[11]

No sé si se puede expresar mejor y más bellamente la fuerza de una mirada.

Con su mirada, una madre hace príncipe a un hijo o le condena a ser rana (ya lo decía Eric Berne, el padre del análisis transaccional). En la consulta, la mirada de un terapeuta será la que ayude a salvar o la que añada peso a la carga que hunde más y más a quien la arrastra (retraumatización se llama esto).

«Si el rostro de la madre es poco receptivo, entonces un espejo es algo que se puede mirar, pero que no sirve para mirarse». Otra frase que lo dice todo. Es de Donald Winnicott, pediatra y psicoanalista británico que centró sus estudios en la relación madre-lactante.

Para qué voy a competir con ellos. Creo que ya está todo dicho.

A través de la mirada nos construimos, aprendemos quiénes somos a ojos de los demás. Generamos una idea de nosotros mismos y obtenemos el permiso, o no, para cambiar esa representación por otra que encaje más con la mirada propia que un día habremos de desplegar.

Porque a mirar se enseña y a mirar se aprende. Y es duro el trabajo de aprender a desarrollar esa incondicionalidad cuando nos miramos a nosotros mismos. Muy duro. Cuando hemos vivido la experiencia traumática de no tener el reflejo incondicional de la mirada del progenitor, la autoimagen que obtenemos suele ser bastante pobre, sino nefasta. La creencia que se asienta será la de ser alguien no querible, la de no estar bien la manera de ser de uno o la de no tener permiso para nada bueno. La de ser, en defi-

---

11. González, Ángel, *Áspero mundo*, Madrid, Ediciones Vitruvio, 2005.

nitiva, poco más que un cubo de basura que solo está para echar porquería.

Qué difícil mirar y mirarse bien. ¡Qué no haríamos por una buena mirada! Por una mirada buena... Tal vez, como el niño James Barrie, lo que más hacemos es ponernos el «traje» de otro. De ese otro que sabemos anhelado por nuestra madre. De ese otro que no somos y que jamás seremos. De ese otro que siempre llevaremos con nosotros y con el que hay que aprender a convivir.

Todo esto vamos a tratarlo más despacio en las próximas lecciones, porque supone profundizar en la disociación y volver a atender, con la mejor de nuestras miradas, a esos dos niños, a esas dos voces, que todos llevamos dentro.

¿Cuál de los dos somos realmente? Los dos.

Lección 39

Resumen 4. Trauma, mentalización, apego y pérdida

Vamos a integrar lo abordado en las últimas nueve lecciones. Veamos para ello si podemos contestar a las preguntas más básicas:

1. ¿Cuáles son las características fundamentales de un evento traumático? Alto impacto emocional, falta de contingencia en la respuesta del cuidador, necesidad de silenciar, amígdala hiperexcitada, bloqueo de la información emocional y sensoriomotriz, intolerancia de la experiencia interna, conductas desadaptativas y creencias erróneas sobre uno mismo y sobre el mundo que le rodea.

2. ¿Qué es mentalizar? Mentalizar es poner mente a los afectos. Es pensar sobre lo que se siente y sentir sobre lo que se piensa. Es traducirse y traducir al otro en función de sus estados mentales. Cuando mentalizamos, entendemos que lo que explica nuestras conductas y las de los demás son dichos estados y que lo que entendemos por realidad es solo una representación que hacemos en función de ellos.

3. ¿Por qué resulta la mentalización una ventaja adaptativa? Porque facilita la interacción con los otros al permitir entender y predecir su comportamiento.

4. ¿Por qué la somatización está en el extremo opuesto a la mentalización? Porque supone la canalización, a través de los síntomas, de todo el material asociado a la experiencia emocional y somatosensorial que ha quedado bloqueado tras una vivencia traumática.

5. ¿Qué es la teoría del apego? Es una teoría que explica la importancia de generar vínculos para la supervivencia humana.

6. ¿Sirve el apego para algo más que para sobrevivir? Sí, el apego está en la base de: el autoconocimiento, la capacidad de regulación emocional, la elaboración de modelos internos de funcionamiento, la legitimación de la experiencia interna, el desarrollo de autonomía, el sentimiento de pertenencia...; en definitiva, de un montón de tareas relacionadas con la adaptación al medio.

7. ¿Y la pérdida? La pérdida es tan importante como el apego. Asociada al desapego (en el otro extremo de la polaridad), permite elaborar los duelos, lo cual supone también una gran ventaja adaptativa.

8. ¿Cómo se construyen los vínculos de apego? A través de la mirada.

9. ¿Y cómo debería ser la mirada de un progenitor y de un psicoterapeuta? Incondicional.

Lección 40

La disociación

Ya hemos nombrado esta gran herramienta o, para todo clínico que trabaja en psicoterapia, este gran problema. Pero vamos a estudiarla un poquito más en profundidad. No demasiada, para no abrumar. Nuevamente, te insto a acudir a la extensa bibliografía que hay disponible sobre el tema, pues aquí se trata de abordar estos grandes temas de forma simplificada para que todos los identifiquemos, conozcamos y manejemos mínimamente.

Me gusta decir que la disociación es:

- Un problema en la clínica.
- Un mecanismo de defensa en psicopatología.
- Un automatismo psicológico en teoría del trauma.
- Un fenómeno perfectamente normal y adaptativo en la mayoría de las ocasiones de la vida cotidiana.

Empecemos por el final.

Disociación normativa es todo eso que hacemos, más o menos conscientemente, para dejar fuera de la consciencia una parte de la información que tenemos disponible pero que consideramos o bien prescindible, o bien molesta a la hora de llevar a cabo, óptimamente, una tarea concreta.

Yo suelo recurrir siempre al mismo ejemplo. Seguro que, si conduces, alguna vez, al enfrentar una ruta desconocida para ir a algún sitio nuevo, has pedido a los que iban contigo en el coche que se callaran para poder ver mejor las señales (además de haber apagado la música, claro). Pero ¿realmente hace falta callarse y apagar la música para ver mejor? Pues, en principio, parece que no, pero lo cierto es que sabemos que, si concentramos toda nuestra atención en un grupo determinado de estímulos y obviamos la información que aportan otros, la ejecución será, indudablemente, mejor. Estaríamos estrechando el campo de la conciencia, enfocándonos, para ser más eficaces.

Esto lo hacemos normalmente, cada día, en el desempeño de un montón de tareas, y esto es disociar. Porque disociar es dividir, separar. Y, a veces, lo hacemos con consciencia y para el mejor desempeño de una tarea.

También dejamos fuera de nuestra consciencia gran cantidad de estímulos cuando soñamos despiertos o cuando permanecemos absortos en nuestros pensamientos y no nos enteramos de lo que nos están diciendo. Dividimos, en cierto modo, nuestra atención consciente y la centramos en tareas determinadas.

¿Cuándo se convierte esto en un problema? Pues más allá de que la persona que nos esté hablando se enfade con nosotros porque no le hemos prestado atención, o lo que supone volver a la realidad después de fantasear con lo que haríamos si nos tocara la lotería, el problema se explica en forma de porcentajes. Es decir, que todo depende del tiempo que nos pasemos «divididos». Si yo me quedo absorto en mi mundo el 10 por ciento de las veces que otro me habla, las repercusiones no van a ser las mismas que si lo hago el 80 por ciento de las veces, o el cien por cien.

Conforme aumentan los porcentajes, aumentan los problemas. En esos casos, seguramente, estaremos empleando la división para «librarnos» de algún material que estorba, más que para mejorar nuestra ejecución. Es entonces cuando podemos hablar de automatismo psicológico.

Pierre Janet (un neurólogo francés coetáneo de Freud) llamaba así, automatismo psicológico, al fenómeno de la disociación. Me gusta verlo así, como una acción defensiva para dejar fuera de la conciencia ese material, externo o interno, que produce malestar y que resulta intolerable.

Ya hemos hablado de qué tipo de material es (fundamentalmente, el que proviene del sistema psicobiológico de la defensa) y de por qué hay que dejarlo fuera de la consciencia (lo tachamos de peligroso porque pone en riesgo los vínculos, ya que el contexto pide que sea silenciado), pero si te has saltado alguna lección, o no te acuerdas ahora, repasa las lecciones 6, 7 y 8.

Para los profesionales, los fenómenos disociativos que encontramos en la clínica son el resultado del manejo de las experiencias traumáticas; por tanto, podemos decir que trabajar con estas supone, siempre, trabajar con la disociación. Veremos más adelante cómo proponemos hacerlo.

El hecho de que consideremos la disociación como un acto defensivo contra un material de dudosa naturaleza hace que los libros de psicopatología lo incluyan entre los muchos actos que utilizamos para manejar todo este conglomerado de información y que constituyen lo que conocemos como mecanismos de defensa.

Suponen estrategias psicológicas, fundamentalmente inconscientes, para afrontar la realidad cuando uno no se puede hacer cargo de ella tal y como se presenta. No son maniobras de afrontamiento conscientes.

Lo que hemos comentado hasta ahora explica bastante bien por qué la disociación constituye un problema en la clínica. O el profesional está muy atento o no sabrá reconocer ciertas respuestas como fenómenos disociativos ni, desde luego, podrá manejarlos para poder ayudar a su paciente a revertir esa división.

Lo contrario de división es unión; así, lo contrario de disociación nos gusta calificarlo de integración. Hablaremos de ello más adelante. Veamos primero algunas cuestiones relativas a la disociación que dificultan la integración.

Lección 41

La fobia a la reexperimentación

La fobia a la reexperimentación es un fenómeno tan normal como temido por los profesionales de la psicoterapia.

¿Por qué digo que es normal? Porque tener fobia a reexperimentar significa tener miedo a revivir algo que tuvo un fuerte y negativo impacto emocional. Todos preferimos no hacerlo. Temblamos ante la sola idea de pensar en ello siquiera, de ahí que triunfen, como decíamos en las primeras lecciones, los consejos que nos animan a no pensar, a olvidar, a pasar página.

Esta fobia a reexperimentar está relacionada con la intolerancia a la experiencia interna de la que hablamos en la lección 22, ¿recuerdas? Es material que pertenece al sistema de defensa y que ha quedado almacenado fuera de la consciencia. Produce dolor emocional y las mismas reacciones corporales desagradables que se experimentaron en su día y que quedaron asociadas al peligro del que prevenían. Las queremos lejos, muy lejos. O, al menos, una parte de nosotros lo quiere así. Otra está deseando mirarlas y narrarlas. Enfrentar lo sucedido y superarlo. Nuevamente, el eterno conflicto de experimentar un deseo y su contrario simultáneamente...

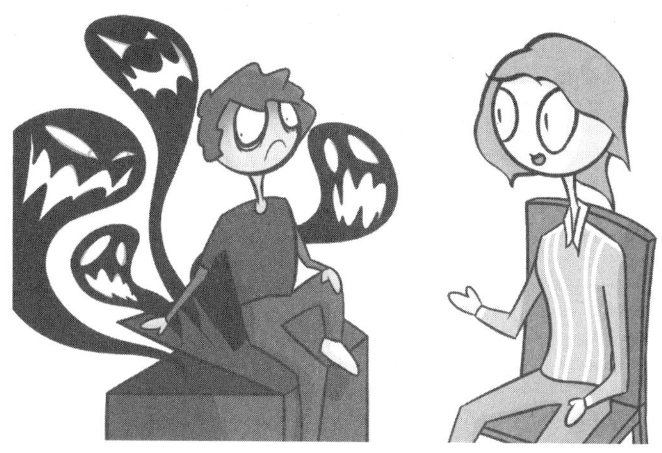

Completaremos esta lección con las dos siguientes para terminar de entender estos conceptos y situarlos dentro de lo que entendemos por teoría de la disociación estructural.

Lección 42

La parte aparentemente normal (PAN) y la parte emocional (PE)

Estos dos conceptos, parte aparentemente normal y parte emocional, provienen de lo que se conoce como la teoría de la disociación estructural de la personalidad, de Pierre Janet, de quien ya hemos hablado.

Este clínico francés sostenía que cuando vivimos algo emocionalmente impactante y que sentimos como peligroso (es decir, material que proviene de la defensa y que debe quedar silenciado), una parte de nosotros tenderá a seguir como si nada hubiera pasado, aparentando normalidad, mientras que la otra, la que carga con todo lo negativo experimentado durante el suceso traumático, deberá permanecer en la sombra, sin autorización para hablar, rechazada. Bien, pues la primera sería la PAN y la segunda, la PE.

Como ves, ambas voces se corresponden perfectamente con los sistemas de aproximación y defensa, respectivamente.

Las dos son partes infantiles, perfectamente legítimas, que tienen una labor imprescindible que cumplir, pero la PAN debe imponerse, como ya hemos visto, porque la aproximación debe primar para garantizar los vínculos. Por eso hablamos de fobia entre partes. La PAN es muy fóbica con respecto a la PE. La teme más que un nublado porque siente que si la deja hablar, ocurrirá una catástrofe. La PAN va a sabotear todo intento de la PE de expresarse con palabras y de integrar el material que almacena dentro de la experiencia consciente.

Todos deberíamos aprender a reconocer y traducir estas voces. Es un trabajo complejo, pero estrictamente imprescindible para nuestra salud mental (que, siguiendo a Bowlby, definíamos como la «regulación satisfactoria de los conflictos»). Y ese trabajo debe ser guiado por una figura de referencia, por un adulto que resulte base segura para llevar a cabo esa labor de traducción, legitimación y regulación adecuada de esas voces; un adulto con sintonía para ayudarnos a mirar con aprobación el material que proviene de la defensa.

Antes de pasar a la siguiente lección, quiero hacer un paréntesis para hacer una aclaración: manejo los términos sistema de aproximación y sistema de defensa porque así es como fueron bautizados por los teóricos de la personalidad. Pero, como practicante de la psicoterapia en la clínica diaria, así como docente y conferenciante, me encuentro que tanto el público en general como alumnos y pacientes tienden a verse confundidos por el hecho de que al sistema que engloba las tareas relacionadas con la desvinculación y la elaboración de pérdidas se le conozca como sistema de defensa. Amén de las bromas que algunos me han hecho en alguna conferencia relacionándolo con el fútbol, he de decir que entiendo la confusión. Ocurren, en mi opinión, dos cosas muy evidentes.

Por un lado, se tiende a considerar que un sistema es mejor que el otro. Parece que se asocia la defensa con estar a la defensiva, en alerta, con tensión, atentos al peligro..., y eso no puede ser bueno. Así, esta sería la mitad «mala» de la unidad.

Aquí debo insistir en que debemos entender ambos sistemas como imprescindibles e igual de «buenos» por la importancia radical de las tareas que cada uno conlleva para nuestra adaptación.

Por otro lado, a la mayoría de los profesionales de la psicoterapia no le son ajenos los llamados mecanismos de defensa (hemos hablado de ellos en la lección 40). Así, les surgen dudas de si ambos conceptos, sistema de defensa y mecanismos de defensa, son lo mismo o si los mecanismos son estrategias propias del sistema. Y nada más lejos de la realidad. De hecho, debemos relacionar los mecanismos de defensa con la aproximación, pues son estrategias para silenciar, disociar, reprimir, apartar, en definitiva, la información o los estímulos que nos harían entrar en contacto con ella.

Por tanto, en relación con lo expuesto en estos párrafos finales de la lección, debo confesar que me encantaría cambiarle el nombre al sistema de defensa y darle, quizá, por contraposición al de aproximación, el de alejamiento o separación. Pero, por respetar lo que originariamente se estableció y para que no haya confusión cuando repasemos o estudiemos la bibliografía existente, me ha parecido más oportuno mantenerlo. Así, seguiré usando el concepto de sistema de defensa (no sé por cuánto tiempo, no prometo nada...).

Lección 43

La fobia entre partes

La fobia entre partes involucra a esas dos voces aparentemente opuestas y que desean cosas tan dispares: la PAN (parte aparentemente normal), que desea seguir con la vida como si nada hubiera pasado, y la PE (parte emocional), que no quiere que se oculte aquello que pasó, sino que se hable de ello, que se legitimen las emociones y sensaciones asociadas, y que se desarrolle una narrativa sobre lo ocurrido que realmente contemple todos esos elementos. Es decir, una quiere callar (incluso negar) y la otra quiere hablar e integrar.

En la consulta, me ocurre muy a menudo (sobre todo al principio del proceso terapéutico, durante la evaluación) que mis pacientes me dicen, al tocar algún tema «escabroso», que no quieren hablar de ello. Yo siempre les invito a hacerlo comentándoles que entiendo su miedo y que seguramente yo, en su lugar, sentiría el mismo recelo, pero que estoy segura de que, aunque una parte de ellos no quiere, otra sí. Y que esta parte seguro que incluso lleva mucho tiempo anhelándolo, que confíen y que me cuenten, que, aunque sea duro, se van a encontrar mucho mejor después. Y hablan. Y acaban contentos de haberlo hecho, agradecidos, y expresan que era la primera vez que lo compartían y que qué bien sienta...

Es de sentido común entender que cuando una persona acude a la consulta de un psicoterapeuta, está deseando contar. Pero para que lo haga es necesario que perciba que el terapeuta puede hacerse cargo de lo que va a contarle. Tengamos en cuenta algo sumamente importante:

> Nadie narra su propia historia, contamos solo lo que el otro puede escuchar.

Por eso yo siempre animo a mis alumnos a preguntar, a animar a contar. Si, en cambio, lo que respondemos es «Si no quieres hablar de ello, no lo hagas», lo que estamos haciendo es confirmar que hacerlo es peligroso. Nos hacemos cómplices del miedo de la persona. Y no hay nada peor para una parte infantil asustada que un adulto, que se supone que controla la situación y cuyo criterio es el que debe validarse y seguir, le confirme que lo que anticipa como desastroso lo es.

Entiéndeme, no quiero decir con esto que haya que obligar a nadie, a punta de pistola, a contarlo todo. Se trata de invitar a hacerlo garantizando cinco cuestiones fundamentales:

1. Que sabemos que cuesta mucho y que da miedo porque lo que se va a contar una vez se valoró como muy peligroso, pero que no lo es ahora, aquí, en este contexto (primero, conecta y, luego, redirige, como dice Daniel Siegel).
2. Que es perfectamente legítimo querer contar.
3. Que es siempre mejor hablar, aunque duela, que silenciar.
4. Que somos la persona indicada para recibir todo lo que tiene para contarnos, que tenemos las espaldas suficientemente anchas para sostenerlo y que sabemos cómo manejarlo. Que puede confiar. Que somos base segura.

5. Que no solo puede confiar en nosotros y en el proceso psicoterapéutico que estamos llevando a cabo juntos, sino también en sí mismo. Es más fuerte de lo que piensa *a priori*, y lo sabe (lo sabido impensado). Ha sobrevivido y llegado hasta aquí, así que el trabajo más duro y difícil ya lo ha hecho, aunque le parezca que no.

Cuando invitamos a hablar gestionando todo el proceso desde esa posición de base segura, estamos empezando a trabajar la fobia entre partes:

- Legitimamos el miedo, confirmamos que se va a pasar mal, explicamos que sabemos que cuesta y que va a ser duro; con ello, damos la razón a la PAN.
- Pero también explicamos que hay que sacarlo, que es desastroso silenciar, que es legítimo querer contar, que nosotros somos la persona idónea para recibirlo y que está en el lugar adecuado para narrarlo.

De esta forma, comenzamos a mostrar a nuestro paciente que es normal sentir un deseo y su contrario, y que puede que no sea tan peligroso hablar como anticipó en su momento. Empezamos a revertir la disociación y a integrar.

Lección 44

Revertir la disociación e integrar

¿Verdad alguna vez, después de darle muchas vueltas a algo que te parece muy complejo de resolver y para lo que llevas tiempo buscando la solución adecuada, te has dado cuenta de que la mejor acaba siendo la más simple?

Pues en trabajo con la disociación ocurre lo mismo. Lo mejor es lo más simple.

Cuando empecé a trabajar en la clínica, hace muchos años, la disociación se presentó como un gran reto para mí. En la facultad no me habían preparado para afrontarla. Se nos había explicado, desde lo que se conocía como psicología dinámica (la que provenía del psicoanálisis y sus seguidores), que quizá existiera algo llamado inconsciente que a veces nos jugaba malas pasadas, pero se nos había instado a no hacer ni caso a todo lo que viniera por ese lado. Había que trabajar con lo que se veía y no atender a nada más. Triunfaba entonces lo que se conoce como conductismo, según el cual el peso debía recaer sobre la conducta y, como mucho, sobre los pensamientos (psicología cognitivo-conductual). Yo no estaba tan segura de que esa fuera la mejor manera de proceder en psicoterapia, así que, paralelamente, me formé en las disciplinas que sí daban peso a ese material que no se ve. El problema era que, en demasiadas ocasiones, la forma de entender y de trabajar con ese contenido desde esas disciplinas era engorrosa, poco clara y muy larga.

Entonces descubrí la psicoterapia breve de manos del doctor José Luis Marín.

Marín ofrecía un modelo integrador, no excluyente, que combinaba la manera cabal de explicar al ser humano, entendiendo que hay elementos que lo conforman que no se aprecian a simple vista, con la eficacia de los abordajes breves que instan a poner el foco en los aspectos que mejor explican el sufrimiento (en el momento de consultar al psicoterapeuta), sin alargar eternamente las intervenciones. ¡Aquello tenía una pinta estupenda y cuadraba con lo que para mí tenía sentido! Así que fui incorporando ese modelo, en el que he estado trabajando todos estos años.

Se hacía imprescindible, pues, si de verdad queríamos abreviar los procesos y ser eficaces con nuestro modelo de psicoterapia breve, entender y manejar adecuadamente la disociación.

Fue un hueso duro de roer, porque las propuestas que teníamos por aquel entonces para hacerlo suponían un largo y complejo (en ocasiones, lioso) trabajo con las diferentes partes emocionales (PE).

Como digo, los expertos ofrecían modelos muy creativos, originales y con mucho sentido, pero, a la hora de ponerlos en práctica, en el día a día en la consulta, encontrábamos muchas dificultades en eso de trabajar con las diferentes partes emocionales (PE). Confundía mucho y volvía a alargar tremendamente el proceso. Poco a poco, la experiencia, mis pacientes y mis alumnos en supervisión fueron enseñándome una manera más sencilla y sumamente eficaz de abordar la disociación en psicoterapia. Y aquí es donde retomamos la idea de que lo más simple es lo que termina siendo lo mejor.

Voy a exponer, brevemente, esa forma de trabajar:

Recuerda que el hecho de que la PAN aparezca como la parte más adaptada porque hace todas esas concesiones al contexto, al sistema, no significa, en absoluto, que sea una parte adulta. Para encontrar una parte adulta en todo este tinglado, hay que buscar a la que haya podido integrar las peticiones que provienen de un extremo y del otro de la polaridad primordial, la que hemos llamado la madre de todas las polaridades: vinculación-desvinculación.

Hemos dicho que en eso consiste, precisamente, la llamada «salud mental» (lo entrecomillo porque no creo que pueda hablarse de salud con un apellido detrás; salud solo hay una y, como el cuerpo y la mente no pueden considerarse entidades separadas, no deberíamos de hablar de salud física o salud mental, sino de salud, sin más). Pues bien, la salud y la madurez están relacionadas, como ya hemos visto sobradamente, con sostener un deseo y su contrario simultáneamente sin que eso nos sobrepase, a pesar de suponer un conflicto; es decir, están relacionadas con la gestión satisfactoria de ese conflicto. Esa parte adulta, por desgracia, suele estar muy poco presente en muchos de los que se dicen adultos. Madurar habiendo integrado todo el rango de experiencias emocionalmente impactantes es una tarea muy complicada que no nos enseñan, que no se contempla en ningún currículo académico; así que es fácil que, aunque vayamos cumpliendo años, nos comportemos, en numerosas ocasiones, como auténticos críos.

Así pues, tenemos a dos niños pequeños tirando cada uno para su lado y, con suerte, a una parte adulta que se ha ido organizando mediante una serie de tareas imprescindibles para la integración de la experiencia con impacto emocional (que revisaremos enseguida) y que trata de controlar la situación. ¿Cuándo será más capaz esa parte adulta de hacerse cargo de las diferentes exigencias externas e internas? Esta respuesta tienes que sabértela ya. Vamos a desglosarla, no obstante, para que nos sirva de resumen y compilación a la vez:

- Cuando más material, de ese que sabemos que constituye la experiencia interna, haya sido traducido.
- Cuando, una vez traducido, se haya legitimado, aunque aparezca como algo casi imposible de sostener por contradictorio. Recuerda que, de esta manera, vamos a evitar que se produzca la fobia a la reexperimentación y la fobia entre partes.
- Cuando se haya podido aprender a regular esa experiencia interna.
- Cuando se haya podido doler de aquello que, aunque legítimamente deseado, no se ha podido tener.
- Cuando se haya sido capaz, después de completar estos pasos, de transformar la experiencia en aprendizaje, construyendo un esquema de afrontamiento de los conflictos flexible, coherente y realmente adaptativo. Y produciendo crecimiento postraumático.

Era justo lo que tenías en mente, ¿verdad?

¿Y de qué depende que esta parte adulta se vaya organizando y desarrollando esas tareas que hemos especificado? Pues, como ya sabemos también, de unas figuras vinculares que lo hagan posible. Ya hemos reiterado, a lo largo y ancho de estas lecciones, la necesidad de un otro de referencia para construirnos. Cuanto más disponibles y sintonizados estén y más capaces sean de mediar en la realización de todo ese trabajo, más probabilidades habrá de encontrar una parte adulta que esté presente la mayor parte del tiempo haciéndose cargo de las exigencias del día a día.

¿Y qué debe hacer el terapeuta en la psicoterapia para conseguir la integración? El terapeuta debe ser esa figura mediadora que va a colaborar en la realización de esas tareas que, aunque imprescindibles, quedaron sin completar: identificación del material, traducción, legitimación, correcto etiquetado, regulación, elaboración de duelo y transformación en esquemas adaptativos de aprendizaje. ¿Cómo? Localizando el material que pertenece a cada una de esas partes infantiles: la PE y la PAN.

Localizar lo que nos trae la PAN es bastante sencillo; el reto está en poner voz a la defensa, la PE. Que la PAN tenga narrativa es fácil, casi automático, el contexto contribuye a «enriquecerla». Pero la PE debe aprender otras formas de mostrarse y nosotros, de localizarla detrás de ellas (síntomas fundamentalmente, actos involuntarios e incontrolables). De ahí la necesidad de hacer una exhaustiva evaluación y de reconocer cómo y cuándo asoma la PE para intentar ser vista y escuchada.

Y aunque esa PE pueda englobar varias emociones, mi consejo es trabajarla en bloque, como una sola, pero con diferentes registros, que dependerán de las emociones con las que conecte. En definitiva, que hablemos de perturbación o malestar emocional en general.

Yo suelo utilizar, además de las imágenes que he compartido en la lección 10, dos muñecos para representarlas, un angelito y un demonio de Playmobil® (no cobro comisión, pero si lo hiciera cada vez que los recomiendo y un alumno o paciente se los compra, podría retirarme...).

La voz de la PAN suele identificarse con el angelito, pues, como sabemos, está al servicio de la vinculación y la pertenencia. Nos indica cómo ser «niños buenos» y está muy bien vista por el sistema. El «demoniete», sin embargo, representa a la defensa. Está cargado de emociones que nos desbordan y que nos sentimos incapaces de controlar, las vivimos como algo malo que hay que neutralizar y, con un poco de suerte, eliminar.

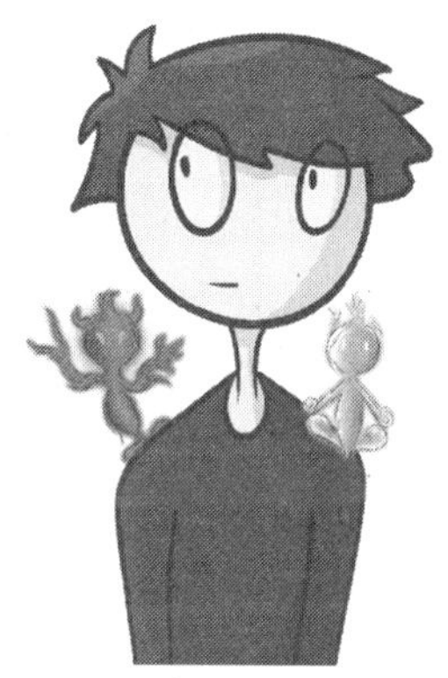

Poner a esos dos muñecos uno al lado del otro e ir favoreciendo que cada uno se pronuncie y pueda sostener lo que el otro tiene que decir es el primer paso para la integración.

O el segundo quizá. Porque el primero, seguramente, sea percatarnos, no tanto de que existen (pues eso es algo de lo que somos conscientes hace mucho mucho tiempo), sino de que es normal, e incluso sano, que estén ahí; y de que hay que trabajar en serio, contando con la ayuda de nuestro terapeuta, para que esas voces se reconozcan, se legitimen, se respeten, no se teman, comprendan el porqué de sus respectivas existencias y se lleven bien.

Lo más difícil, como ya comentamos en capítulos anteriores, sobre todo al hablar de lo que no es mentalización (lección 33), es distinguir claramente cuándo la narrativa que nos contamos (o que nos cuenta nuestro paciente si somos terapeutas) aparenta ser propia de la defensa, pero, en realidad, pertenece a la vinculación. Eso que yo llamo vinculación disfrazada de defensa. No debemos olvidar, para estar alerta ante posibles engaños, que, si realmente estuviéramos dando voz a la defensa y haciendo el proceso correspondiente de legitimación e integración, no sería necesario el síntoma, pues este desaparece cuando las tareas pendientes se llevan a cabo. Así que, si el síntoma persiste, no era la narrativa que buscábamos.

Otro truco para entender cuándo una narrativa no es de la defensa es reconocer patrones antiguos, sistémicos, en los esquemas de respuesta y afrontamiento a los conflictos. Ojo, no siempre que en el discurso hay expresiones cargadas de rabia y reivindicación que plantean enfrentamientos que supuestamente nos hacen ser asertivos y reclamar nuestros derechos hay realmente una respuesta al servicio del desapego, la autonomía y el dejar ir. Precisamente lo que esconden es la filiación, la simbiosis con otros grupos de reivindicación más o menos activa o protectora que, aunque quizá sean absolutamente legítimos y necesarios, se convierten para nosotros en una especie de «segunda familia tóxica» que viene a sustituir a la primera. Por muy útiles y necesarias que sean las reivindicaciones, los activismos y hasta las segundas familias, si no los abordamos desde un manejo adaptativo que garantice nuestra autonomía y nuestro bienestar, corren el riesgo de resultar fagocitantes y, en consecuencia, muy peligrosos.

Ir fomentando el conocimiento y el reconocimiento entre estas dos grandes voces, y contrarrestando la fobia entre ellas y a la reexperimentación es un momento crucial y muy delicado en el proceso psicoterapéutico. Ya durante la evaluación (que, como ya he dicho, considero imprescindible) debemos ir chequeando cuánto permiso tiene la defensa para expresarse y cuán difícil es tolerar la experiencia interna que llevan asociados los recuerdos que alberga.

Después, en la entrevista de devolución, cuando leemos nuestro informe, es imprescindible que se explicite la relación entre los síntomas que producen sufrimiento, y que han llevado a consultar, y el material silenciado.

En los primeros días de intervención propiamente dicha, tenemos que aumentar el margen de tolerancia y trabajar con la disociación. Es entonces cuando procede utilizar la psicoeducación (que, como veíamos en la lección 21, supone generar memoria explícita), el trabajo anteriormente mencionado con los muñecos (o sin ellos, como prefiramos), y cuando yo introduzco esa variante del protocolo básico de EMDR que comenté en la lección 25, el protocolo de aumento de ventana de tolerancia que creé hace muchos años. Profundizaré en este protocolo más adelante, al hablar de la técnica.

Lección 45

Trauma simple *versus* trauma complejo

Es muy interesante, y absolutamente necesario, diferenciar entre estos dos tipos de experiencia traumática.

El trauma simple es un golpe que recibimos en un momento dado y que tiene la suficiente intensidad como para rompernos, el que nadie discute que va a ser traumático: una violación, un accidente grave, una intervención quirúrgica arriesgada, un tsunami...

Pero ocurren en nuestras vidas otro tipo de experiencias que, no siendo quizá tan terriblemente impactantes, también nos acaban rompiendo. ¿Por qué? Porque se producen una y otra vez, día tras día y, sobre todo, durante el periodo más sensible y vulnerable de nuestra vida, la infancia. La falta de mirada, de sintonía, de respuesta empática por parte del cuidador... El maltrato diario, la negligencia, la desprotección, el abuso de poder... Estas experiencias son a lo que llamamos trauma complejo.

Yo suelo poner en clase el siguiente ejemplo: ¿qué ocurre si le pegas un buen mazazo a un cráneo? Se rompe, ¿verdad? Parece algo muy evidente.

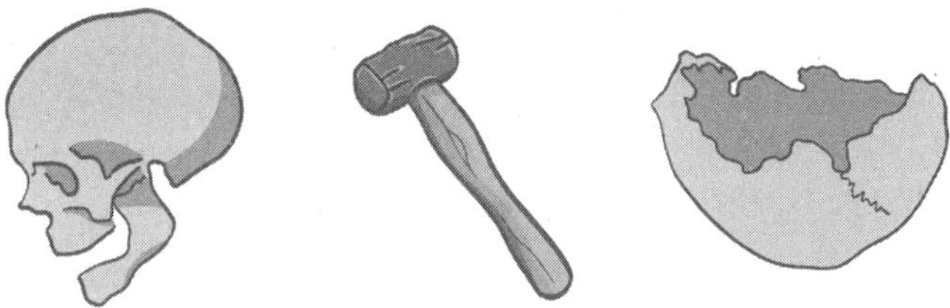

¿Y qué ocurre si a ese mismo cráneo le va cayendo una insidiosa gota de agua, minuto tras minuto, segundo tras segundo, diariamente, durante años? Se romperá también, ¿verdad? No de la misma manera, pero se romperá.

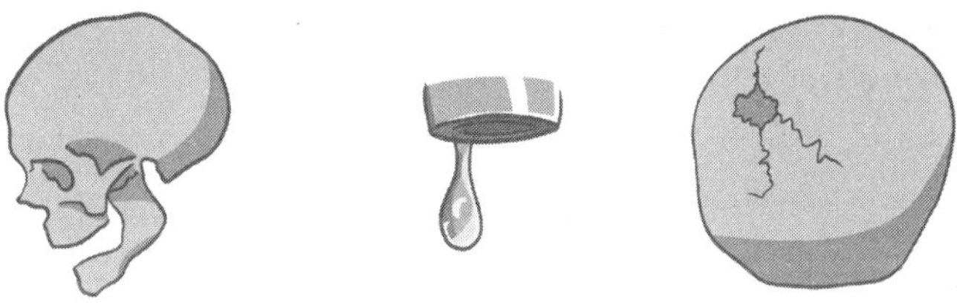

Ese «agujero» que se origina produce un horrible dolor, una terrible sensación de vacío. Es como un agujero negro que todo se lo traga y que no da tregua. Es el protagonista diario de pequeños grandes dramas internos y, en muchas ocasiones, también externos. Es un tormento que ha estado siempre presente y que acompaña de continuo, uno que se procura silenciar llenándolo de diferentes maneras: con comida, con bebida, con sustancias más o menos tóxicas, con personas que son tóxicas también en mayor o menor medida, con trabajo, con objetos coleccionables, etc.

El trauma que produce necesita un nombre y, a lo largo de los años, diferentes clínicos le han procurado uno. El de trauma complejo lo aportó Judith Herman, psiquiatra norteamericana que ha dedicado toda una vida de investigación e intervención al trastorno por estrés postraumático (TEPT). Su libro *Trauma y recuperación* es ya un clásico de referencia en el estudio y la comprensión del trauma. Ella habla de trauma tipo 1 para referirse al trastorno por estrés postraumático simple y de trauma tipo 2 para hablar del trastorno por estrés postraumático complejo.[12]

Allan Schore, neuropsicólogo norteamericano, habla de trauma relacional temprano. Es otra forma de llamar al mismo fenómeno. Este investigador sostiene que la madre moldea el cerebro del bebé durante el primer año de vida. La falta de conexión, empatía y sintonía causarán estragos no solo psicoemocionales, sino también estructurales. Schore defiende que el hemisferio derecho es el primero que se organiza, pues la comunicación durante los dos primeros años, hasta que aparece el habla, es somatosensorial y emocional, y es en este hemisferio donde se aloja. Esta información supone un conocimiento implícito absolutamente fundamental para la comprensión de los estados mentales de uno mismo y del otro. Y ya hemos hablado de lo que significa la imposibilidad de entendernos desde los estados mentales que experimentamos y que son los responsables, como decíamos, de nuestras representaciones sobre el mundo (repasa las lecciones 31, 32 y 33 sobre mentalización).

Un fallo tan determinante, un agujero tan insidioso, un vacío tan enorme genera unas secuelas trágicas con manifestaciones muy particulares.

Permíteme que lo explique con un esquema que he aprendido gracias al trabajo con mis pacientes en la consulta. Lo vemos en la siguiente lección.

12. Herman, Judith, *Trauma y recuperación*, Barcelona, Editorial Elefhteria, 2025.

Lección 46

El esquema de la rejilla

Volvamos a la idea de la importancia de la respuesta contingente del cuidador y de lo que eso significa y conlleva. Decíamos que la respuesta que organizan los padres ante la demanda de un niño es contingente cuando le dan lo que realmente necesita; que esto supone solo cosas buenas para el niño (aunque lo que necesite sea que le pongan unos límites claros y eso no le guste demasiado), que termina produciendo el aprendizaje adecuado, las creencias precisas y las conductas adaptativas óptimas.

Bien, pues esto no siempre ocurre. En ocasiones, las intenciones de los padres son buenísimas, pero eso no necesariamente significa que le estén dando al niño lo que de verdad necesita. Ya sabemos que los padres tienen que traducir las demandas de sus hijos y que esa tarea es complejísima, así que puede ser francamente difícil acertar.

Cuando explico todo esto en clase, siempre me acuerdo y nombro a Miguel Gila, el actor y humorista con el que crecimos un par de generaciones y que tanto nos hizo reír con sus llamadas telefónicas al enemigo... Te preguntarás qué pinta Gila aquí, más allá de que el humor es bueno para darle un respiro al alma en estos momentos en los que llevamos tanto tiempo ahondado en un tema tan difícil y doloroso. Gila decía que su madre siempre le ponía una chaqueta cuando ella tenía frío. Me parece una forma preciosa de expresar una respuesta no contingente, pero cargada de buenas intenciones. Si la madre tiene frío, puede fácilmente pensar que, si su bebé llora, será por esa misma razón, porque siente frío. Pero es posible que no sea eso lo que esté ocurriendo. Puede que el bebé esté llorando por cualquier otro motivo.

De hecho, lo normal es que las madres aprendamos a distinguir, desde muy pronto, los diferentes tipos de llanto de nuestro bebé, porque existen. Los que sois madres y padres sabéis de lo que hablo. Enseguida entendemos que cuando llora de determinada manera es porque tiene sueño, hambre, ganas de mimos o porque tiene sucio el pañal. Estos son los primeros ensayos de traducción, legitimación, etiquetado y regulación. Nos acercamos a la cuna y, con esa voz particular que ponemos al hablarle a nuestro bebé, le decimos que ya estamos ahí, que ya sabemos que cuando llora así es porque tiene hambre y que enseguida le daremos de comer. Al cogerlo y hablarle de esta manera estamos sintonizando y haciendo todas esas tareas que hemos descrito. Pero, lo dicho, hay veces que tenemos que reconocer que les ponemos la chaqueta y tira millas...

Ahora es cuando introduzco el esquema de la rejilla. La idea que yo empecé a desarrollar para explicarles a mis pacientes, en esos momentos de psicoeducación que debemos tener con ellos y que generan memoria explícita, fue la siguiente: pongamos por caso que el mundo psicosomatoemocional del ser humano cuando nace pudiera representarse con una rejilla con un montón de huecos que deben ser rellenados; sería como el entramado metálico sobre el que debe echarse el hormigón para que haya estructura y se solidifiquen, de la forma más adecuada, los cimientos. Algo así:

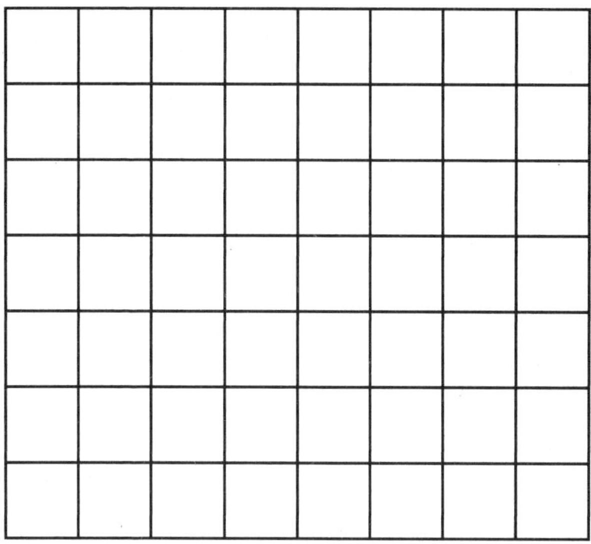

Cada vez que el niño pide/necesita algo y su cuidador lo ve, lo legitima, lo nombra, responde adecuadamente y le ayuda a regular emocionalmente y a narrar la experiencia, decimos que su respuesta ha sido contingente y uno de los huecos quedaría relleno.

Y así uno detrás de otro.

Lo que ocurrirá, en el mejor de los casos, es que ese niño, al llegar a la adolescencia, se encontrará con una buena cantidad de material traducido y, por tanto, de experiencia transformada en aprendizaje, con un entramado estructural sólido sobre el que asentar los retos de transformación diarios. Es lo que Lisa Nichols llama «la musculatura de la resiliencia», compuesta, según esta autora, de nueve músculos imprescindibles: el de la comprensión (con compasión), el de la fe en uno mismo, el de pasar a la acción, el de «lo sé porque lo sé», el de la honestidad, el de «di que sí», el de la determinación, el del perdón y el de la decisión más acertada. No está nada mal la lista, ¿no te parece?

A partir de la adolescencia, debemos terminar de desarrollar todos esos músculos, pero el entrenamiento debe haber empezado mucho antes, desde siempre, para, de esa forma, conseguir una buena musculatura que garantice resiliencia y que nos permita recuperarnos de los avatares de la vida (que ya hemos dicho que es dura y exige muchos duelos). Que las cosas que tienen que ocurrir (y que le ocurren a todo el mundo, la vida se encarga de ponernos en situaciones de alto impacto emocional a todos) nos doblen, pero no nos rompan.

Cuando el niño pide y la respuesta del cuidador no es contingente (por el motivo que sea), todo este proceso no se produce y ese hueco se queda sin rellenar. Se queda vacío. Esto es clave, pues el vacío que se siente es terrible cuando se acumulan huecos sin rellenar.

A mí me gusta ejemplificar las posibles opciones de respuesta de la siguiente manera:

NIÑO		PADRE/MADRE		RESPUESTA
El niño pide:	●	Mamá/papá dan:	●	Contingente
El niño pide:	●	Mamá/papá dan:	◎	No contingente
El niño pide:	●	Mamá/papá dan:	▬	No contingente
El niño pide:	●	Mamá/papá dan:	⚡	No contingente
El niño pide:	●	Mamá/papá dan:		No contingente

Como puedes ver, no es lo mismo responder de una manera que de otra, o, incluso, no responder, como en la última opción. Aunque no responder también es una forma de respuesta...

En el segundo caso no hay contingencia, pero, al menos, lo que el niño recibe se parece a lo que necesita. En los otros casos, la respuesta está muy lejos de lo que el niño espera. En algunos, además, hay reproche, negativa explícita o hasta violencia. Y a veces, por desgracia, ni siquiera se responde. La falta de respuesta es demoledora para el niño. Ya dice el refrán que «no hay mayor desprecio que no hacer aprecio».

Lección 47

The still face y el vacío

Hace años, una investigación llevada a cabo por el doctor Edward Tronick, director de desarrollo infantil en la Universidad de Harvard, puso de manifiesto la importancia del desarrollo del vínculo de apego para la salud mental del ser humano. El experimento que diseñó se conoce con el nombre de *The still face* (si no lo conoces, búscalo en internet). En él, se le pide a una mamá que interaccione con su bebé de aproximadamente un año. Hay muecas, risas, palmas-palmitas, se señalan objetos y se desvía la mirada hacia ellos..., lo normal con un bebé de ese tiempo. Todo es maravilloso. Pero, en un momento dado, la madre debe darse la vuelta, dejar de mirar al bebé por un instante y, al volver a mirarle, tiene que permanecer quieta, impertérrita, sin reaccionar, sin hacer absolutamente nada. La reacción de los niños resulta demoledora. De hecho, por ética elemental, no se mantuvo la situación más que por unos pocos segundos, pero son suficientes para darse cuenta del impacto que produce la falta de sintonía y, con ella, de respuesta.

¿Recuerdas lo que hablamos acerca de la respuesta de hiper/hipoactivación y de la jerarquía polivagal (lección 24)? Aquí lo vemos todo en funcionamiento. El niño acude primero al sistema de conexión social (rama vagal ventral del nervio vago) y repite algunas de las conductas que ha estado desarrollando con la madre antes y que le dieron tan buenos resultados. Apela a la empatía para que su madre se involucre en la interacción. Cuando esto falla, empieza a ponerse visiblemente más nervioso a cada segundo que pasa y comienza a desregularse, a superar el umbral de la ventana de tolerancia y a hiperactivarse. Es el sistema simpático el que actúa aquí. La madre entonces responde y le consuela. Pero ¿qué habría pasado si ella hubiera seguido sin mirarle ni reaccionar? Creo ya lo sabes. Habría acabado hipoactivándose (entrando en juego la rama dorsal del nervio vago) y, como ya comentamos, generando unas ideas sobre sí mismo y sobre el entorno completamente erróneas. La experiencia se almacenaría como traumática y no habría posibilidad de aprendizaje, solo la horrible experimentación de la vulnerabilidad extrema sin apoyo alguno ni conexión. El silencio. El vacío.

La huella que deja la falta de contingencia puede llegar a ser claramente dramática.

> El vacío es la experiencia que relatan las personas que sufren la traumática falta de conexión con sus cuidadores.

La sola mención de la palabra les dispara y les desregula.

Ese vacío que abisma y aterroriza es de lo peor que puede llegar a experimentar un ser humano. Y es, sin embargo, la marca del trastorno de estrés postraumático complejo. De lo que huyen los pacientes que lo sufren como si del mismísimo demonio se tratara. Lo que mayor fobia a la reexperimentación produce. Lo que más desregula y provoca disociación y cualquier tipo de síntoma o un montón de ellos a la vez.

De hecho, hay trastornos, considerados así en los manuales, que tienen etiquetas propias de la sintomatología que presentan, pero que caben perfectamente dentro de la categoría de TEPT complejo y que, en mi opinión, es donde deberían estar. Por ejemplo, el llamado trastorno límite de la personalidad (TLP). Estos pacientes suelen tener en común una historia de apego inseguro desorientado/desorganizado y, en su mayoría, albergan experiencias de falta de conexión y de negligencia parental que, como sabemos, resultan traumáticas y absolutamente nefastas para el adecuado desarrollo; o, peor, vivencias de maltrato y abuso. ¿Por qué reclamar otro nombre para lo que sufren? Pues porque ello lleva asociado otra mirada y otro tratamiento. Si no se trabajan adecuadamente las experiencias traumáticas tempranas (que son el origen de sus síntomas) y solo se tratan los síntomas que presentan, es mucho más difícil que dejen de experimentarlos. Ya hemos dicho que la voz de la defensa siempre encuentra cómo expresarse...

Lección 48

El esquema de la rejilla
y el trauma complejo

Siguiendo con el esquema de la rejilla, ¿cómo sería esta en el caso del TEPT complejo?

Mi hipótesis inicial era que lo que explicaba esa sensación tan terrorífica de vacío era el hecho de que se quedaran tantos huecos sin rellenar; la persona sentía que no pisaba sobre suelo firme, sino que se había construido sobre la nada.

Pero, como siempre, son los pacientes los que nos enseñan y, a partir de la experiencia con sus vivencias en consulta, pude terminar de entender cómo se sentía ese vacío utilizando el esquema.

A continuación, comparto la transcripción de una conversación con una de mis pacientes. Grabo las sesiones siempre que me lo permiten. Son un tesoro. Esta en concreto fue determinante para entender lo que estamos tratando ahora. A partir de las palabras de la paciente, el esquema de la rejilla cobró una dimensión diferente y el vacío tuvo una representación más adecuada; en mi opinión y en la de otros muchos pacientes con los que he podido ir comentando y contrastando.

Ojalá pudieras escucharla y verla...

—Ya no hay vacío —comienza diciendo M.

Era una sesión de seguimiento. Repasábamos cosas vividas y aprendidas en el proceso. M. había sido diagnosticada con TLP con catorce años. Desde entonces y hasta su mayoría de edad, había vivido en un centro de menores tras entregar su madre su custodia a la Comunidad de Madrid. Poco después de cumplir los dieciocho, empezó el proceso terapéutico conmigo. Fueron dos años duros, difíciles, pero muy productivos.

—¿Ya no hay vacío? —pregunto yo.

—A lo mejor sí…, pero tus recuerdos malos están ahí, solitos, ¿sabes?

—Explícame eso…

—Pues es como… que tus miedos y tus mierdas están ahí. Yo pienso que eso va a estar siempre ahí. Más chiquitito.

—O sea, que lo que está claro es que no es una cuestión de rellenarlo, ¿no?

Durante las sesiones de psicoterapia habíamos estado entendiendo que, desde temprano, la experiencia interna es tan desagradable que se intenta rellenar el vacío que se siente con comida, bebida, pastillas, relaciones, nuevos modelos de lo que sea, ropa, fiestas, trabajo…

Leímos juntas un libro que yo suelo utilizar siempre en estos casos y que desde aquí te recomiendo, aunque está también en la bibliografía. Es *Vacío*, de Anna Llenas. Me gusta utilizarlo en dos momentos. La primera parte ayuda a identificarse. Nos viene muy bien para conectar, sentir, recordar, entender, poner imágenes, asociar, externalizar, hablar de ello, aproximarse… Cuesta mucho hacer todo esto con el vacío… Yo prefiero que la solución la encuentre cada uno al ritmo y de la manera que necesite, aunque, desde el modelo de psicoterapia breve que manejo, tiendo a «pinchar» para que ese ritmo se acelere todo lo posible. Así, la segunda parte la leemos y la comentamos hacia el final del proceso.

Volviendo a la sesión, continué pidiéndole que me describiera, a su manera, el proceso que había hecho en relación con ese vacío.

—¿Cómo describirías tú todo lo vivido con ese vacío?

—Pues era un agujero muy grande y, según he ido progresando, se ha ido haciendo más pequeñito. Pero siempre queda una cicatriz, un agujerito. Siempre va a estar ahí porque es parte de mí. Es parte de lo que yo he sido y de lo que soy ahora.

»Y no está mal que esté ahí tampoco, porque me recuerda lo que ha pasado... Pero no, no creo que lo haya rellenado, sino que lo he ido haciendo más pequeño. Si lo hubiera rellenado, habría llegado un momento en que eso habría "petado". ¿Me explico? Es cuestión de reducirlo aprendiendo qué me pasa, por qué hago lo que hago, qué siento, de dónde viene... Eso lo hace más pequeño... Y así hasta llegar a sentir que eres madura, mayor... ¡Hala! ¡Me siento mayor! Me miras y me siento mayor...

»Por eso lo veo como una cicatriz. Tengo muchas cicatrices y sé lo que digo (a M. la atropelló un camión cuando tenía diecisiete años, le pasó por encima de las piernas. Una quedó muy muy maltrecha. La salvó de milagro y conserva muchas muchas cicatrices...). Yo me imagino que rellenar es como cuando rellenas un peluche... ¿Has visto ese episodio de los Simpson en el que Ralph va a una tienda de peluches a comprar un muñeco y le preguntan de cuánto amor (gomaespuma) lo quiere rellenar? Él dice que quiere todo el cariño y lo llena tanto... que explota.

Me quedo perpleja, impresionada con su explicación. Se lo digo y añado:

—Yo suelo explicarlo con un esquema que asemejo a una rejilla.

Le explico mi teoría y ella me ofrece su versión:

—Para mí, no es solo que la rejilla no se rellene por la falta de respuesta contingente de los cuidadores, sino que ese agujero que no se ha rellenado se va haciendo más grande. Como si la carcoma se fuera comiendo las paredes de la rejilla y se fueran uniendo los pequeños agujeros que han quedado sin rellenar. Corroyendo. Todo acaba siendo un enorme agujero. De la otra forma, si el entramado se mantuviera, te daría sensación de estructura y de estabilidad. ¡Y no la tienes para nada!

¡Cuánta razón en esa explicación! ¿No crees?

—Por eso sientes que ese vacío te destruye por dentro. Notas esa destrucción. La sabes ahí. La sientes.

Lección 49

El vacío. El horror. El valor. La sanación

No quería terminar esta serie de lecciones sobre el trauma complejo, la rejilla y el vacío sin hacer una reflexión «en voz alta» o, mejor dicho, a vuela pluma.

- El vacío es la experiencia que contiene la información más valiosa y, a su vez, la que se siente como más peligrosa por el ser humano.
- Expresa la carencia vincular temprana, que es lo más doloroso que un ser humano tiene que asumir.
- Es lo que más sensación de vulnerabilidad y peligro provoca.
- Es lo que más terror produce.
- Los daños primarios son brutales en lo que se refiere a experimentación de la angustia, dolor ante ese terror y esa vulnerabilidad, y su forma de contrarrestar o de tratar de manejar: síntomas expresados en los diferentes ámbitos de manifestación posible (somático, psicoemocional, cognitivo y conductual).
- Los daños colaterales no se quedan atrás y son, si cabe, más insidiosos. Están relacionados, sobre todo, con las creencias negativas limitantes y destructivas sobre uno mismo y sobre los que le rodean.

- Esa carencia vincular temprana es tan dolorosa y el vacío al que abisma, tan terrorífico que, para negar y acallar la voz que lo grita, hacemos cualquier cosa. Una de las más comunes es autolesionarse. Cualquier dolor es preferible a ese.
- Mirar, traducir, hacerse cargo y dolerse en relación con ese vacío es imprescindible para sanar y evolucionar.
- Este trabajo debe hacerse en relación con otro que suponga una base segura.
- Hacerlo en terapia es la mejor alternativa.
- En terapia se desarrolla resiliencia y crecimiento postraumático.

Lección 50

La red neuronal por defecto

Considero esta lección absolutamente fundamental. He pensado mucho antes de decidir situarla aquí, pues parece lógico que un concepto tan primordial se explique al principio de todo. Sin embargo, creo que se puede entender mejor su relevancia cuando ya se tienen ciertas nociones sobre el trauma y se ha reflexionado y hecho conciencia sobre aspectos relacionados con la cualidad de la experiencia, la repercusión, las cifras, la neurofisiología, etc.

La llamada red neuronal por defecto (RND) nos explica tantas cosas que me parece buena idea que coprotagonice el cierre de este bloque de lecciones como colofón a este reto, tan interesante como extenso, que supone entender el trauma psíquico.

Antes de explicar lo que es y lo que supone esta red, quiero hacer referencia a un estudio que llevaron a cabo investigadores de las universidades de Harvard y Virginia. Sus autores principales, David Reinhard y Timothy Wilson, publicaron, en julio de 2014, un artículo en la revista *Science* titulado «Just think: the challenges of the disengaged mind», donde explicaban el estudio y compartían sus conclusiones.

Lo que los autores pedían a los participantes era, aparentemente, una tarea sencilla: pasar entre seis y quince minutos a solas con sus pensamientos en una habitación. No había posibilidad de hablar con nadie, ni de leer, ni de usar el teléfono o distraerse con ninguna otra cosa. Debían permanecer a solas con los propios pensamientos. ¿Cuáles crees que fueron los resultados? Quizá ya te imaginas por dónde van los tiros....

Sí, la mayoría lo pasó fatal o ni siquiera pudo conseguirlo. La muestra fue muy amplia e incluyó a gente de edades comprendidas entre los dieciocho y los setenta y siete. Se desarrollaron once estudios en total en los que se fueron variando las condiciones de aplicación y, ligeramente, la premisa (como ofrecer alguna posibilidad de distracción). En uno de ellos, se posibilitó incluso que los participantes pudieran aplicarse una descarga eléctrica (algo por lo que previamente aseguraron que pagarían para tratar de evitar). La mayoría de los varones de la muestra recurrió, sin embargo, a la descarga (o a más de una) para soportar la «tortura» de estar un cuarto de hora con sus pensamientos...

Las conclusiones de este estudio pueden ser muchas y variadas, y, de hecho, se han escrito diferentes artículos al respecto. Lo que a mí me interesa es conectar estas observaciones de los investigadores del estudio con la maravillosa red neuronal por defecto, pues parece que es la que mejor nos explica qué nos ocurre cuando no tenemos ninguna tarea o exigencia externa. En esos momentos, ella es la protagonista absoluta de la película.

Se la conoce como red «por defecto» precisamente por eso, porque es la que se activa cuando no hay exigencias externas. ¿Qué hace en esos momentos nuestro cerebro? Se centra en nosotros para que podamos desarrollar conciencia de nosotros mismos.

La RND abarca estructuras que se localizan en regiones mediales de nuestro cerebro y por eso a Van der Kolk le gusta llamarla «cresta de la autoconcienciación». De estas estructuras que la componen, unas recogen información que proviene de nuestras vísceras; otras, información sensorial; otras coordinan emociones y pensamiento; otras nos ayudan a orientarnos dándonos la percepción física de dónde nos encontramos... ¡Déjame que insista en lo maravillosamente bien preparados que estamos! Es fascinante. Tiene toda la lógica del mundo que lo que el cerebro disponga como prioritario sea lo que se nos exige desde el exterior, pero es fantástico que, después, encare la tarea de recoger también exigencias internas. La información global es justo la que precisamos para optimizar la adaptación.

Llevamos todo el libro hablando de esto; de la importancia de atender a la experiencia interna, y de traducirla y conocerla bien y aprender a sostenerla y regularla. Pues aquí está la respuesta, en la red neuronal por defecto, que, como ya imaginas también, está bastante bloqueada en las personas que han vivido experiencias traumáticas tempranas (que ya sabemos que, en mayor o menor medida, somos todas). ¿No explica esto perfectamente la dificultad para conectarse con los pensamientos propios y no desarrollar ninguna otra tarea durante quince minutos?

Veámoslo más despacio. Si yo necesito silenciar algo que me ocurrió y dejar en el terreno de lo inconsciente todo el material somatosensorial asociado al acontecimiento, tengo que evitar a toda costa que esta red neuronal por defecto haga su trabajo. Necesito que esas estructuras no se pongan en marcha nunca. «Apagarlas» contribuye a que yo pueda disociarme «como es debido», a que no pueda verme en ningún momento conectada (pensando, sintiendo, recordando) con la experiencia desagradable que viví. Con el dolor. Con el vacío...

¿Qué más haré entonces? Procuraré estar siempre muy atareada, tener mil cosas que hacer, no parar ni un minuto. ¿Te suena este proceder? ¡Cuánta gente se autocalifica como multitarea! A cuántos niños vemos diagnosticados de hiperactividad desde muy pequeños. ¿No estará esa necesidad de no parar asociada a la de no conectar?

Pensemos lo diferente, lo necesario, que es verse y entenderse desde aquí. Cómo se impone una mirada que revisite nuestra forma de explicarnos y narrarnos a la luz de esta dificultad para integrar la información proveniente de una parte de nosotros mismos y su expresión, a toda costa, por otras vías.

Para resumir, y casi terminar, tengo que insistir en que debemos poner palabras a esa voz que no las tiene para así poder funcionar según ese magnífico diseño que nos caracteriza y aprender a sostener un deseo y su contrario simultáneamente, que es el mayor reto al que se enfrenta dicho diseño.

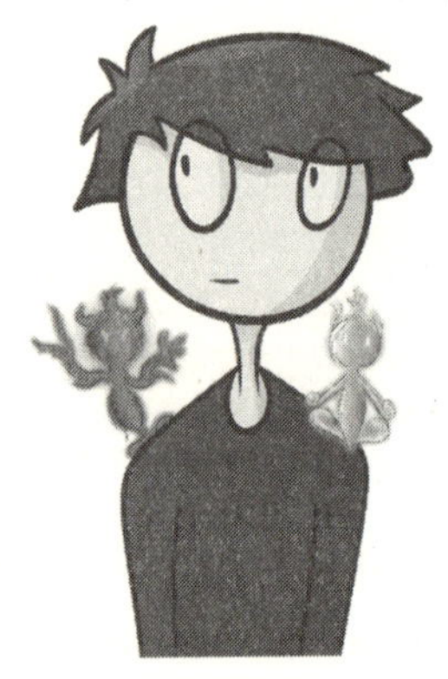

Lección 51

Las fases del tratamiento del trauma

Allá por finales del siglo XIX, aproximadamente en 1898, Pierre Janet afirmaba que el tratamiento del trauma podía explicarse en tres fases:

1. Reducción de síntomas y estabilización.
2. Trabajo con los recuerdos traumáticos.
3. Integración de la personalidad y rehabilitación.

Muchos años más tarde, Judith Herman, en su ya mencionada publicación *Trauma y recuperación*, sostenía que el planteamiento de Janet seguía vigente y que, efectivamente, la intervención en trauma psíquico podía resumirse en esas fases.

La mayoría de los clínicos que trabajamos en trauma no le ponemos pegas a esta manera de verlo, pero hay que matizar que ya el propio Janet decía que no podían considerarse dichas fases como sujetas a linealidad o secuencialidad tal y como se enumeran, sino, más bien, como si evolucionasen en espiral. Es decir, cada vez que se alcanza una de las fases se tiene que revisitar la anterior, porque avanzar en el trabajo de integrar las experiencias traumáticas y la información que aportan obliga a dar un paso atrás para estabilizar y empezar a trabajar de nuevo con recuerdos concretos, e integrar la información que traen, y estabilizar...

Yo quiero añadir, para abundar en matices, que lo más importante, en mi opinión (y en la de tantos otros) contrastada no solo con la experiencia, sino con los resultados de estudios que se hacen al respecto, es que:

LO QUE CURA ES EL VÍNCULO

- Es la base de la estabilización inicial y de la reducción de síntomas.
- Es lo que permite que el paciente confíe para empezar a mirar de frente su vacío.
- Es lo que le ayuda a verse representado e integrado al mirarse y sentirse resonando en el otro. Son sus dos voces en armonía, el equilibrio restaurado.

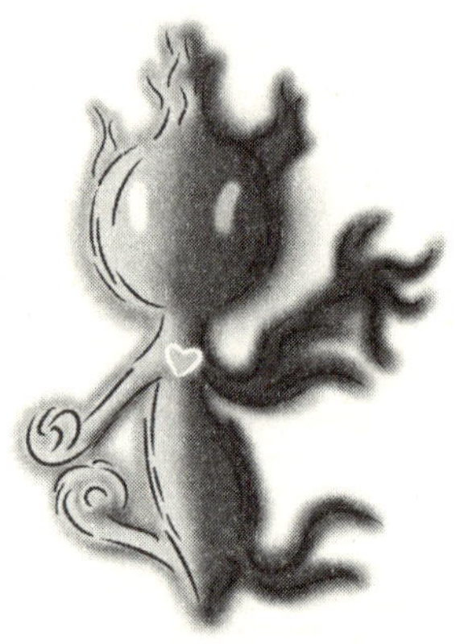

RECUERDA:
VÍNCULO CARGADO DE MIRADA INCONDICIONAL

INTERVENCIÓN PARA ALIVIAR EL SUFRIMIENTO

Introducción

El primer paso para reducir el nivel de sufrimiento que cualquier experiencia produce es saber qué está pasando. Poner nombre y entender.

Recordemos la frase de Feldenkrais: «No puedes hacer lo que quieres hasta que no sabes lo que estás haciendo».

Eso es lo que hemos venido haciendo a lo largo de las cincuenta y una lecciones de la primera parte. En esta segunda, vamos a centrarnos en qué pasos habría que dar a continuación y en cómo hemos de hacerlo.

Son solo quince lecciones más porque no tiene sentido plasmar aquí, con todo detalle, el modelo de intervención que manejo. Esto no es un manual para profesionales de la psicoterapia, ni tampoco una extensión de las clases que comparto con mis alumnos. El objetivo es exponer de forma precisa pero breve los conceptos asociados a la que considero la forma óptima de proceder una vez que sabemos lo que nos ocurre y por qué.

Resumiré esta idea en cuatro bloques de acciones:

1. Situar todo lo aprendido en un marco teórico-explicativo que proporcione una estructura sobre la que colocar todas las piezas y que sirva de referencia para continuar añadien-

do aprendizajes. En mi caso, el esquema teórico incorpora y es sostenido por la magia. Este bloque abarca cuatro lecciones.

2. Entender el poder que tienen las historias que nos contamos en la construcción de quiénes somos y qué lugar ocupamos en el mundo. Narrarnos resignificando lo vivido a la luz de lo aprendido y siendo honestos con nosotros mismos. Solo así nos haremos cargo de nuestra responsabilidad en todo ese proceso de conquistarnos.

3. Profundizar mínimamente en el conocimiento de lo que supone una intervención psicoterapéutica que contempla el trabajo con las experiencias traumáticas. En mi caso, dicha intervención está basada en los principios teóricos que ya he presentado, en una buena evaluación y en la técnica de EMDR (Eyes Movement Desensitization and Reprocessing).

4. Integrar todo ello en un estilo de vida saludable que combine unos mínimos cuidados en relación con la alimentación, el ejercicio físico, el sueño, la práctica de meditación y la dedicación al crecimiento personal.

Vayamos paso a paso.

Lección 52

La magia, la mayor aliada del ser humano

Desde siempre, el ser humano ha utilizado la magia para contrarrestar la crudeza de la realidad y para explicársela. La magia siempre ha salvado, y sigue haciéndolo. Aun cuando la ciencia parece dar cada vez más respuestas a nuestras preguntas, seguimos recurriendo a ella para contestarnos a muchas cuestiones o para terminar de cuadrar una respuesta y enmarcarla en una explicación quizá más llevadera. Y es que algunas narrativas que construimos muy tempranamente, y que han sido transmitidas de generación en generación, son muy difíciles de cuestionar y casi imposibles de abandonar. Ya sabemos por qué.

En cualquier caso, la magia seguirá siendo imprescindible, pues la realidad es cruda y espinosa, está en permanente conflicto, y la magia es la única capaz de limar aristas, envolverlas o incluso hacerlas desaparecer.

Etimológicamente, la palabra «magia» proviene del griego μαγεία (*mageia*) y lleva implícita la idea de poder. Este poder, según el diccionario de la Real Academia Española, estaría relacionado con producir «resultados contrarios a las leyes naturales». Por eso consideramos la magia una alternativa, la única, de hecho, que posee el ser humano para contrarrestar los a menudo devastadores efectos de la realidad. Pensar que hay otra opción a esa latosa realidad es creer que se conseguirán resultados diferentes a los que cabría esperar. Eso es muy esperanzador. Eso es magia, eso es poder.

Si hemos construido una explicación para ciertos fenómenos y una narrativa relativamente adaptativa, lo mejor es no darle más vueltas a las cosas y, si fuera necesario, incluso maquillarlas para que encajen en nuestro discurso y no al revés. Si Mahoma no puede (o no quiere, o teme) ir la montaña, se organizará el siguiente relato: o la montaña no merece la pena («¿quién quiere ir a la montaña?»), o la montaña no es lo que aparenta en realidad («¿quién me asegura que es de verdad una montaña?»), o la montaña que tenemos cerca es mejor o, al menos, suficiente, no hace falta cambiarla por otra, ¿no es cierto? «Más vale montaña en mano que ciento volando...».

Los seres humanos tememos aquello que desconocemos y nos aferramos a los esquemas que alguna vez nos funcionaron. La adquisición de esquemas que resulten útiles para conseguir convertir el mundo en predecible es, *grosso modo*, el quid de la adaptación. El más sabio será aquel que posea la mayor cantidad de esquemas eficaces más tempranamente. Un auténtico mago. Nuestra fisiología neuronal está al servicio de esa adquisición temprana de patrones de funcionamiento que nos hagan sentir adaptados.

¿Recuerdas el axioma de Hebb? Lo vimos al principio, en la lección 9. Lo que Hebb sostiene es que dos neuronas que se han excitado juntas en alguna ocasión, consiguiendo resultados aceptables, tienden a hacerlo nuevamente, organizando así patrones. Esto implica que nuestra base fisiológica favorece la creación (temprana) de unos modelos de funcionamiento que nos expliquen el mundo y lo conviertan en predecible, que nos permitan sentir que contamos con planes de acción más o menos eficaces lo más rápido posible. Nos resistimos a cuestionarlos, a contrastarlos y, si resultan poco útiles, a cambiarlos por otros. Cambiamos antes la realidad que los esquemas que utilizamos para explicarla. Esto explica por qué, aunque la realidad cambie a la vertiginosa velocidad a la que lo hace, siguen vigentes argumentos que tienen miles de años y por qué esas explicaciones son secundadas por millones de personas. Es imposible verificarlas y se acompañan de rituales que también perduran intocados (intocables) desde hace mucho tiempo, pero ahí están.

Necesitamos magia, es una evidencia. Y yo sostengo que la hay de dos tipos: negra y blanca. Y que es preferible utilizar esta última.

Decíamos que la magia es poder. El poder de conseguir resultados contrarios a las leyes naturales. El poder de creer que nuestra madre nos quiere, aunque no lo parezca, aunque, de hecho, parezca todo lo contrario, «aunque me maltrate, no me cuide, ni me proteja o me haya abandonado». Es el poder de creer esto y de actuar en consecuencia: negando, disociando aquello que demostraría lo contrario y generando una explicación que justifique sus actos como, por ejemplo, que «la culpa es mía, que no valgo lo suficiente o que no merezco ser querida» y, así, seguir a su lado «convencida de que me quiere y de que algún día seré digna de ese cariño».

La disociación genera magia negra:

- Porque gracias a ella conseguimos ver resultados contrarios a lo que la realidad nos está mostrando.
- Porque genera sensación de poder, de control, de pertenencia, de vinculación a pesar de las evidencias, por encima de uno mismo.
- Porque es un mecanismo que deja fuera de la consciencia demasiada información valiosa, imprescindible.

- Porque es un automatismo inconsciente.
- Porque nos ancla a explicaciones erróneas y a patrones que dejan, muy pronto, de ser adaptativos.
- Porque limita nuestros recursos.
- Porque nos hace creer que no podemos solos.

Las leyes naturales nos avisan y nuestro sistema psicobiológico de defensa genera el miedo necesario para advertirnos de que determinados estímulos, mamá o papá con más frecuencia de lo que nos gustaría, son quizá de naturaleza amenazante; pero un miedo aún mayor nos obliga a invocar los conjuros necesarios para silenciar o borrar las señales y permanecer apegados. ¡Menos mal! Así generamos enfermedad, locura, delirio, pero seguimos vinculados a nuestros padres y leales al sistema.

El diccionario dice que la magia negra supone utilizar ritos supersticiosos. El ser humano no ha parado de hacerlo desde que el mundo es mundo para conseguir poder y esa sensación de control tan anhelada para contrarrestar la cruda, crudísima realidad.

Veamos en qué consiste el esquema que propongo para explicar el movimiento adaptativo del ser humano desde que nace y que tiene a la magia como protagonista indiscutible. Este esquema pretende ser el marco teórico desde el que explicarnos y narrarnos.

Y veamos también a qué llamo yo magia blanca...

Lección 53

Un esquema para entender la adaptación

Mi teoría parte de la asunción de que se puede representar la adaptación del ser humano a este mundo a través de un eje de coordenadas en el que se ponen en relación las siguientes variables: en el eje de abscisas, se extendería el continuo realidad-magia y, en el eje de ordenadas, el de consciencia-inconsciencia. Enfrento estas variables porque, a mi entender, recogen los elementos esenciales que, combinados, permiten situar a un individuo en cada momento de su existencia y valorar su adaptación al medio. Estos elementos ya los conocemos, los hemos ido descubriendo en lecciones anteriores. Veamos ahora cómo encajarlos todos juntos en un esquema que se puede revisitar para ir colocando piezas y que contribuye a la generación de una narrativa adaptativa.

Desde el principio:

1. En el momento de nacer, el bebé se encontraría en el cuadrante de verse enfrentado a su realidad (interna y externa) con la más absoluta falta de consciencia; según el esquema, en el cuadrante marcado con el número 1.

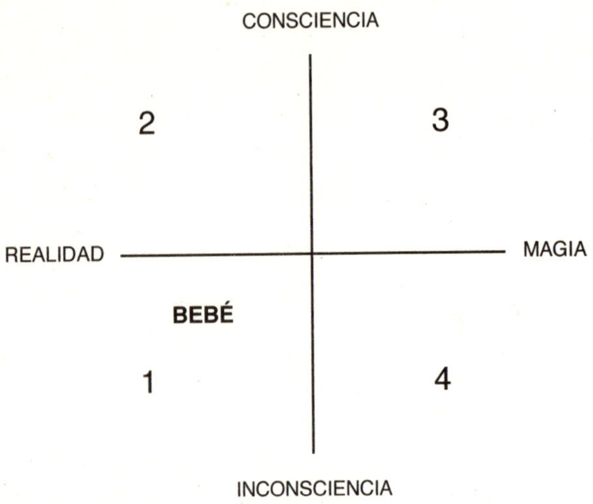

¿Qué son esa realidad externa e interna del bebé?

- La realidad externa es todo aquello que le rodea, animado e inanimado: sus padres y su familia en general, su casa, la ciudad, el país en que ha nacido, su cultura, su religión, etc., lo que ya hemos llamado macro y microsistemas.
- La realidad interna, sin embargo, está constituida por elementos físicos y psicoemocionales: su cuerpo y las circunstancias de funcionamiento de este, sus emociones, necesidades, reflejos, instintos, impulsos...

¿Qué movimientos irá haciendo el bebé a medida que pasen los días y los meses?

2. El movimiento «normal» y deseable de todo bebé le llevaría a ir atravesando la barrera de la inconsciencia a medida que va siendo traducido por las figuras vinculares en el marco de su interacción con ellas. Este movimiento es lento y se va gestando poco

a poco, día a día. La traducción que consigue ir convirtiendo material inconsciente en consciente sitúa al niño en el cuadrante superior izquierdo, el número 2. Se supone que en este cuadrante se ha adquirido consciencia de la realidad. De la externa es más fácil hacer consciencia, al menos de una parte importante de ella, pero la realidad interna, como sabemos, necesita ser traducida.

Ya hemos dicho que en este punto son cruciales la sintonía del cuidador y su capacidad para ofrecer una respuesta contingente. Recordemos: el cuidador, al discriminar en el llanto de su bebé lo que este necesita y traducirlo en miedo, hambre, mimos, sueño o lo que sea, está permitiendo al niño hacer consciencia de lo que le ocurre y etiquetarlo con una palabra que lo simboliza. Si, además, atiende su necesidad y le calma (respuesta contingente), le estará enseñando a regular sus afectos y a obtener una narrativa que hablará de sí mismo y de sus circunstancias, que dará sentido a lo ocurrido y que le permitirá disponer de material para tener en cuenta cuando sea necesario.

3. ¿Qué ocurre si la experiencia interna del niño no es traducida? También hemos hablado de ello. El material no podrá atravesar la barrera que debe conducirle a la consciencia, se quedará almacenado de forma inconsciente como memoria implícita y producirá malestar. Pero la experiencia que se queda sin voz, y que sabemos que pertenece a lo que hemos llamado sistema psicobiológico de defensa, quiere tenerla. El de aproximación le teme (fobia entre partes) y no quiere que la tenga. Aquí encontramos el germen de la ansiedad.

Pero la defensa siempre encuentra la forma de expresarse. Es necesario calmar la ansiedad y encontrarle una salida a esa experiencia bloqueada. ¿Cómo lo hacemos? Pasando al cuadrante 4 y utilizando «recursos mágicos».

Los recursos de este cuadrante son lo que yo llamo «magia negra» porque tienen como protagonista la disociación. Suponen dividir nuestra experiencia en lugar de integrarla e implican una falta absoluta de consciencia. Esta solución es muy poco recomendable. Ayuda momentáneamente, pero es una mala inversión a largo plazo. Recuerda que:

Como debe triunfar la vinculación, el sistema (familia / contexto cultural) impondrá sus reglas y silenciará todo aquello que arriesgue los vínculos. Esto, inicialmente, resulta adaptativo, pero a medio y largo plazo será nefasto.

Una de las razones es que esa magia negra supone la producción de todo un acervo de creencias negativas sobre uno mismo y sobre el mundo que contribuye a esa adaptación original, pero que sabemos absolutamente falso e incongruente con la realidad sentida; es, por tanto, muy peligroso, incompatible con la salud mental y la felicidad.

En este cuadrante sitúo todos los llamados trastornos mentales.

Lo que conocemos como trastornos mentales son una expresión perfecta de esos rituales supersticiosos (que decíamos que acompañan a todo lo mágico) que generamos para conseguir resultados diferentes a los esperados ante la desconcertante realidad de los hechos que nos rodean: abandono, falta de cariño, desprotección, violencia, abuso, maltrato, negligencia, egocentrismo, ausencia de demostraciones de afecto, ignorancia, amargura, falta de respeto y dedicación.

Calmamos la angustia y desarrollamos una narrativa que parece darnos explicación y control.

Eso es lo que conseguimos con los síntomas que presentamos ante esta peliaguda situación y que se recogen en los manuales con diferentes apellidos para el nombrado trastorno. Uno por cada grupo de síntomas. Pero ¿qué tienen todos en común?

- La falta de traducción.
- La falta de sintonía.
- La no contingencia en la respuesta del cuidador.
- Los vacíos.

Así, en el extremo inferior derecho (en el cuadrante 4), el que supone mayor nivel de inconsciencia y mayor alejamiento de la realidad, situaríamos el delirio psicótico. Muy cerca encontraríamos el trastorno de identidad disociativo (TID) y también el trastorno obsesivo-compulsivo (TOC), con sus complejos rituales de control, expresión perfecta de lo que vengo comentando. Magia negra son las fobias y su magnífico truco de desplazamiento del objeto fóbico y también las somatizaciones, que crean una realidad alternativa de síntomas corporales que tan maravillosamente bien guardan el secreto de lo que en verdad representan. Son tan eficaces que engañan, y lo han hecho durante siglos, a generaciones de sesudos médicos que buscan explicaciones fisiológicas que no siempre encuentran y que tratan de silenciar con fármacos que resuelven poco y, sobre todo, cronifican mucho. Así podríamos repasar todo el DSM-5 y sus categorizaciones.

4. El paso deseable, y sano, sería el que llevaría al niño a cruzar hacia el cuadrante 3, donde encontramos magia, pero blanca.

Decíamos que la magia es necesaria siempre. Estoy convencida de ello. La realidad cruda y desnuda puede ser insoportable, necesita un poco de maquillaje. En mi opinión, el mejor cosmético es el polvo de hadas, que cada uno debe aprender a generar cada mañana. ¿Cómo? El ingrediente fundamental de esta maravillosa fórmula es la elaboración de los duelos. Ya hemos hablado largo y tendido de este tema y de su acción maravillante. Hacerse cargo de las pérdidas que conlleva seguir vivo, y en contacto con la realidad y sus conflictos, es tan complejo como liberador.

Supone:

- La aceptación de los hechos y circunstancias vitales, incluido el supuesto absurdo que conlleva asumir la mortalidad.
- Hacerse cargo de que la responsabilidad sobre el sentido de la existencia recae sobre uno mismo.
- Aceptar la libertad de elección asociada a esa responsabilidad.
- Admitir la inevitable consecuencia de todo ello, que deriva en un sentimiento de soledad tan abrumador como deseado.

En definitiva, supone asumir y conseguir «superar» (¿trascender, sublimar quizá?) esos cuatro inmutables de los que habla la psicología existencial, dejar de utilizar los filtros que proporciona la magia negra respecto a la información de entrada (tanto interna como externa).

Supone hacerse dueño de la propia historia. ¿Cómo? Narrándose.

Recuerda: nada otorga más significado, y por tanto más poder, que una narrativa completa y coherente.

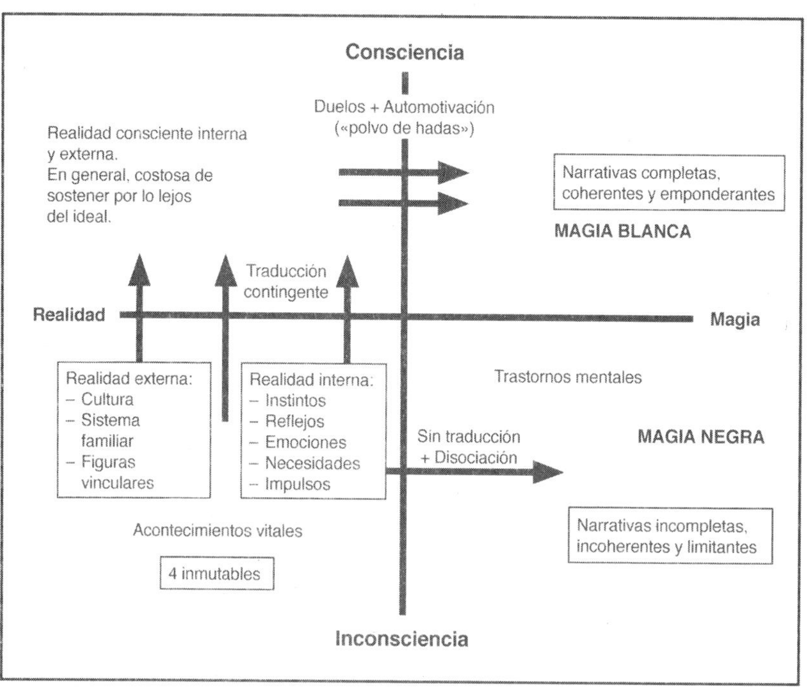

Consciencia
Duelos + Automotivación («polvo de hadas»)
Realidad consciente interna y externa.
En general, costosa de sostener por lo lejos del ideal.
Narrativas completas, coherentes y emponderantes
MAGIA BLANCA
Traducción contingente
Realidad
Magia
Realidad externa:
– Cultura
– Sistema familiar
– Figuras vinculares
Realidad interna:
– Instintos
– Reflejos
– Emociones
– Necesidades
– Impulsos
Trastornos mentales
Sin traducción + Disociación
MAGIA NEGRA
Acontecimientos vitales
4 inmutables
Narrativas incompletas, incoherentes y limitantes
Inconsciencia

Lección 54

El mágico polvo de hadas

Ser los productores de esa narrativa tan eficaz que explica sin fisuras lo que hemos sido y lo que somos genera una magnífica sensación de tener el control justo y necesario para manejarse en el día a día con solidez, confianza y contundencia. Crea un filtro potente con el que interpretar e interpretarse, lo que yo llamo el maravilloso «polvo de hadas».

Pero ¿qué es exactamente el polvo de hadas? ¿De qué está hecho? De amor. El amor es la magia blanca más poderosa que existe. El polvo de hadas está hecho de amor, respeto, lealtad y cuidado a uno mismo.

Cuando después de un recorrido largo y difícil a través de los diferentes cuadrantes llegamos al de la magia blanca, desarrollamos una relación con nosotros tan honesta que sabe a triunfo, a conquista (parafraseando a Platón, con el que abríamos el libro). Desde ahí, desde ese vínculo sano y sabio con nosotros mismos que generamos, es posible vincularse con los otros y con el mundo en general de una manera que nos permita:

- Disfrutar y obtener lo mejor posible de cada relación.
- Mantener las distancias en las relaciones imposibles.
- Ser valientes.
- Exponernos y correr riesgos; hacer las paces con nuestra vulnerabilidad.

- Alimentar la curiosidad que se traduce en motivación y pasión.
- Vivir según nuestros criterios y valores.
- Hablar, contar nuestra verdad.
- Reír.
- Crear.
- Ser apasionados.
- Actuar.
- Estar inspirados e inspirar.
- Ser generosos.
- Amar.
- Cambiar el mundo.

El polvo de hadas está hecho de eso, de duelos, de aceptación, de lucha, de pasión, de crecimiento y de amor. De miedos enfrentados que han dejado de ser muros cubiertos de resentimiento.

El polvo de hadas es, insisto, un filtro de salida con una potente acción maravillante... Quizá esta narrativa te huela a autoengaño... Puede, pero está bien. Somos conscientes de la crudeza de la realidad, sí, hemos perdido la inocencia, pero ¿por qué no vamos a pensar que todavía podemos volar? El polvo de hadas, bien espolvoreado, nos permite volar y llegar tan lejos como nos propongamos.

Y el deseo es siempre legítimo.

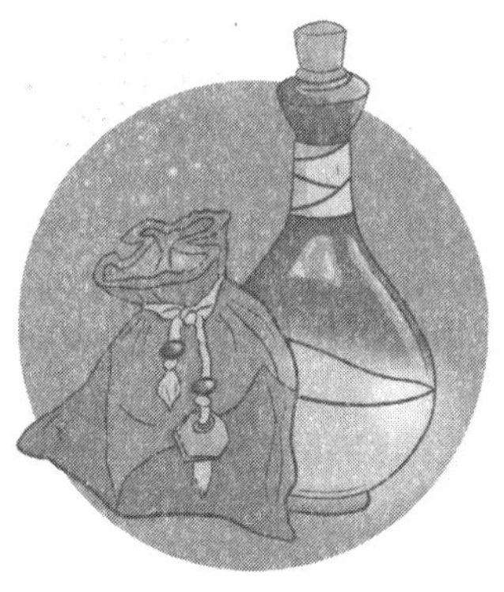

Lección 55

Las narrativas que genera la magia negra

Las narrativas propias del cuadrante 4, las asociadas a esa magia negra que nos hace tan desgraciados, están cargadas de devoción supersticiosa. Bellas plegarias que han de repetirse con fe y convicción para «protegernos» del cambio. Recuerda que son producto del terror a la desvinculación y que buscan aparentar normalidad y evitar cualquier intromisión de la defensa.

Son narrativas llenas de elementos fantásticos y términos absolutos que acuden a nuestra consciencia en cuanto hay un atisbo de peligro: «Da tres vueltas a la llave y todo estará bajo control», «Desconfía y estarás mejor», «No salgas y te sentirás a salvo», «No bajes la guardia y no te pasará nada», «Si dejas que se te irrite, el colon, no te irritarás nunca con nadie», «Si te angustias, es que hay algo dentro de ti que funciona mal, que no vales, que estás en peligro y que nunca serás capaz de protegerte, que siempre necesitarás al otro o a eso otro (bebida, sustancia, comida...)»; o «No necesitas a nadie, eres autosuficiente», «No llores las pérdidas, puesto que no hay nada que perder»; o «La culpa es de los que pertenecen a otra religión, a otra cultura, a otra ideología...». Los fundamentalismos son un buen negocio donde invertir, sí, señor, y poseen narrativas dignas de la más negra de las magias. Cargadas de creencias categorizantes, rígidas y excluyentes, confieren el poder que otorga el sentirse en posesión de la verdad, con las respuestas a todas las preguntas, con los peligros bien localizados (simbolizados en las figuras de los otros dioses, los otros militantes, los de otras razas) y con los esquemas de acción perfectamente diseñados: a la guerra, a la persecución, al exterminio, a la invasión, a la esclavitud, a la hoguera, a la tortura, a la lapidación, a la opresión...

El acto suicida, como decía más arriba, disfrazado de liberador es también una conducta compleja que no está exenta de una narrativa acusadora y victimizante a la vez. Una vez más, está llena de elementos excluidos, evitados o negados. Una vez más, está en la inconsciencia. Una vez más, es magia negra. Pero, en este caso y según mi punto de vista, la huida al cuadrante 4 se haría desde el 2. Esto, como habrás advertido, presupone la existencia de una traducción, de un paso hacia la consciencia que, tal vez por prematuro, brutal, accidental, descarnado o traumático, obstaculiza el paso siguiente de elaboración de los duelos necesarios que posibilita el cruce al cuadrante 3, el de la magia blanca.

Se me antojan rituales supersticiosos, por ejemplo, una carta de despedida, una liturgia en preparación del escenario, una particular manera de llevarlo a cabo. Lo que presenciamos no es más que un poner en acción emociones y deseos negados y no permitidos, largamente disociados, no legitimados. Es el triunfo de la inconsciencia gobernada por una parte emocional infantil, que, al advertir la desvinculación y enfrentada, por consiguiente, a un vacío interior abismal, toma el control y solo encuentra una salida para dejar de padecer un sufrimiento tan intenso y desgarrador.

Retomaremos el tema de las narrativas más adelante.

Lección 56

La magia en el proceso psicoterapéutico

Mi idea es utilizar el esquema del que venimos hablando durante todo el proceso terapéutico, tanto si somos terapeutas como si somos pacientes; que nos sirva de guía en todo momento. Si tenemos claro cuál es el movimiento evolutivo saludable, y dónde y cómo se ha producido el conflicto que ha obligado a silenciar material y lo ha convertido en la constelación de síntomas que lleva a la persona a consultar, podremos ir dirigiendo, acompañando y experimentando la marcha en sentido contrario.

Durante la evaluación

Aquí prima que veamos a nuestro paciente, que le veamos de verdad. Debemos sentir cómo le aprietan los zapatos a ese niño, ajustándose a la realidad que le rodea y a sus exigencias para sentirse mínimamente a salvo, querido.

Podemos utilizar el esquema como guía para observar y tratar de comprender cómo se ha construido el ser humano en particular que tenemos frente a nosotros en la consulta, al que estamos evaluando y que llamamos nuestro paciente.

Necesitamos enfocar esta tarea intentando recoger la mayor cantidad de información relativa a los diferentes cuadrantes.

Cuadrante 1. Para completar la información relativa a este cuadrante, hay dos instrumentos que recomendamos utilizar: una completa línea de vida y un buen genograma.

Con los datos que nos aportarán estas herramientas y que están esencialmente relacionados con la realidad externa de la persona, podremos hacer inferencias sobre cómo ha ido experimentando su realidad interna. Iremos conociendo cuánto material fue traducido contingentemente, con el que hay, por tanto, conexión y se puede regular adecuadamente (es decir, que pertenece al cuadrante 2), y cuánto material necesitó atravesar la línea hacia el cuadrante 4, y, como ya sabemos entonces, generó los síntomas y problemas que la han traído a terapia.

En el cuadrante 4 situamos, por tanto, el motivo de consulta.

En relación con esto último (la traducción contingente y el material no traducido), sugerimos utilizar otras dos herramientas que consideramos imprescindibles en la evaluación: una entrevista que valore el apego y algún instrumento de evaluación de la disociación.

No importa qué entrevista o técnica concreta utilicemos para ello, lo que importa es que hagamos una apreciación consciente de:

- Cómo se ha ido produciendo la traducción por parte de las figuras vinculares.
- La manera particular de expresión inconsciente del material no traducido.
- La narrativa explicativa que el paciente trae sobre todo esto.

Una buena selección del material de apoyo en esta fase de recogida de información y un buen conocimiento de técnicas de observación de lo que me gusta llamar «el inconsciente en movimiento» (juego simbólico en el caso de los niños, fundamentalmente, y narrativas que trae el paciente, además de instrumentos proyectivos) son esenciales aquí.

Algo muy importante también que hay que chequear en relación con las narrativas es la cantidad de creencias sobre uno mismo y sobre el mundo que le rodea que ha generado el paciente y que, en su gran mayoría, serán tan negativas como erróneas. Un completo listado de creencias puede sernos de gran ayuda aquí como herramienta complementaria.

Con este ejercicio, exploramos a la vez los cuadrantes 3 y 4. Recuerda que todo lo que no ha podido atravesar la barrera para sentirse y saberse con consciencia no se puede experimentar con coherencia; en consecuencia, no permite dar un paso más allá hacia la elaboración de la pérdida que conlleva el abandono de la inocencia y la ignorancia infantiles.

Cuando se elaboran los duelos y se asume la pérdida de la inocencia y de los «paraísos asociados», se concede el permiso para crecer y autorrealizarse, se aceptan los hechos y se afrontan los retos. Y, lo más maravilloso, se produce ese mágico «polvo de hadas» que supone el amor a uno mismo por derecho propio y por encima de todo. O de casi todo, de todo lo que uno decida que debe estar por debajo.

Las narrativas resultantes son muy diferentes a las asociadas a la necesidad de mantener fuera de la consciencia la realidad interna y la incoherencia vivida con respecto a los razonamientos externos.

En la intervención

Si resumimos lo expuesto hasta ahora, podemos afirmar que la clave es el reconocimiento, por parte del terapeuta, de cuánto material ha quedado sin pasar a la consciencia y de cómo se ha venido expresando y se está expresando ahora para poder ofrecer un plan que ayude al paciente a tomar conciencia y a hacerse cargo de lo que esto supone (con el dolor irremediable que produce), a generar patrones de afrontamiento eficaces y narrativas que den significado a su existencia y permiso para tomar las riendas de su destino.

El esquema general de intervención podría resumirse de la siguiente manera:

1. Revertir el camino que llevó a pasar del cuadrante 1 al 4 y que generó los modos y maneras concretos de expresarse (rituales y narrativas incluidas).
2. Tomar consciencia y legitimar todo ese material que no fue visto como parte de esa reversión.
3. Desarrollar habilidades de regulación adaptativa de este material recién descubierto.
4. Elaborar los duelos consecuencia de las pérdidas que esta toma de consciencia produce.
5. Colaborar en el desarrollo de las narrativas completas y coherentes necesarias para explicarse adecuadamente y para dotar de significado.
6. Favorecer la generación del «polvo de hadas» que comienza a producirse al entrar en contacto con los recursos personales que se activan:

- Cuando se ha recorrido todo este camino (esos recursos están presentes en esas narrativas que hemos elaborado en forma de creencias veraces).

- Cuando hemos aprendido a amarnos y a amar a los demás, y a vincularnos.

- Cuando tenemos un montón de filtros de salida que nos permitirán adaptarnos a cada exigencia del día a día y vivir los retos sin miedo a la pérdida de integridad y con el mínimo de pérdida de ecuanimidad.

- Cuando hemos dejado, por fin, de emplear los infames filtros de entrada que proporciona la magia negra (eso que Anna Llenas llama en su libro sobre el vacío tapones) y podemos relacionarnos con la comida, los móviles, los padres, las drogas, etc., de una forma consciente, responsable y adaptativa; en definitiva, cuidándonos y sintiéndonos bien. Suficientemente bien. Incluso ante el grandísimo reto que supone hacerse cargo de los inmutables.

- Cuando, con los oportunos duelos elaborados, somos conscientes de que las pequeñas pérdidas cotidianas nos preparan para la gran pérdida que supone la muerte. Todo esto nos hace levantarnos de otra manera cada mañana, nos vamos sintiendo más capaces cada día de encontrarle el punto a esto de estar vivo. El polvo de hadas elaborará una narrativa que nos servirá de filtro «acolchante», tendremos pensamientos como «A lo mejor tengo suerte y mi muerte se produce muy tarde, sin dolor, de forma rápida. Lo importante es que me dé tiempo a despedirme de los míos y a gozar de todas las oportunidades que la vida me otorgue y que yo mismo me sepa construir». Ya lo hemos dicho: el deseo es legítimo siempre. Con tal de que no lo convirtamos en necesidad...

Sabemos que con esta narrativa nos estamos engañando. Sabemos que puede pasar cualquier cosa en cualquier momento, pero ¿y si fuera así? No obstante, si no sucediera como deseamos, no importa, no hemos convertido el deseo en necesidad y, por si acaso, estamos viviendo la vida de tal forma que ya no nos asusta perderla.

Para terminar, me gustaría aclarar que, en general, los filtros de entrada que proporciona la magia negra son esquemas de funcionamiento que se nos ofrecen desde fuera (por eso es fácil hablar de transmisión transgeneracional de conflictos), mientras que los que componen el polvo de hadas son internos, de propia creación tras la revisión de los primeros y la constatación de su inoperancia en la actualidad. ¡Y por eso son tan eficaces y maravillosos!

Lección 57

El arte de contar historias

El ser humano necesita narrarse y lo hace con soltura desde muy temprano. De hecho, parece que se ha constatado la existencia de un gen que sería el responsable, de alguna manera, de nuestra capacidad de desarrollar lenguaje y narrativa: el *FOXP2*.

Ya hemos dicho que le damos significado a las experiencias cuando nos las contamos. Nos gustan las historias, nos las contamos, las escuchamos y las leemos constantemente. Nos explican, nos transforman, nos impulsan, nos definen, nos conmueven. Sobre su poder ya he escrito en otros textos y no quiero alargarme aquí, pero sí dejar constancia de mi profunda convicción de que una historia puede cambiar, radicalmente, el curso de nuestra existencia. Para bien y para mal. Las narrativas de líderes sociales o espirituales, por ejemplo, pueden mover a grandes masas hacia un objetivo determinado.

Cuando de niños somos víctimas de negligencia, abuso, desprotección o maltrato, la historia que nos contemos para explicarnos lo ocurrido será definitiva para instalar síntomas corporales, carencias cognitivas y emocionales, problemas conductuales o infelicidad para el resto de nuestras vidas.

«Soy abusable, soy débil, no puedo fiarme de mis emociones ni confiar en nadie», «Soy un desastre, soy culpable», «Debería haber hecho otra cosa diferente de la que hice», «No merezco que me pasen cosas buenas», etc., son algunas de las creencias que nutren esas narrativas y que limitan nuestro crecimiento, nuestra evolución, nuestra maduración, nuestra posibilidad de ser felices, de hacer duelos y de crear el polvo de hadas necesario para estar en contacto con el potencial que todos tenemos para automotivarnos y desarrollarnos.

Yuval N. Harari sostiene que nuestro lenguaje evolucionó como una variante del chismorreo, pues necesitamos acumular información sobre los humanos que nos rodean. «La cooperación social es nuestra clave para la supervivencia y la reproducción», dice Harari. Necesitamos vincularnos para sobrevivir y tener la mayor cantidad de datos sobre los otros. El lenguaje supone una clara ventaja adaptativa al servicio del sistema psicobiológico de la aproximación.

Pero, como afirma Harari, lo más impresionante y, a mi juicio, poderoso, es que podamos hablar sobre lo que no vemos ni oímos, sobre lo que imaginamos e inventamos, sobre mitos y leyendas que, mágicamente, explican y dan sentido.

No podemos vivir sin explicárnoslo todo.

Asumir que puede haber millones de cosas, de fenómenos, para los que no tenemos explicación es imposible para un niño. Desde que podemos hablar empezamos a preguntar por qué. Un niño necesita, siempre, una respuesta. Y no tiene ningún problema en aceptar las que están cargadas de magia y fantasía. Pero un adulto debería haber elaborado el duelo en relación con no tener respuestas para poder vivir sosteniendo el miedo a lo desconocido e inexplicado.

Ya lo he expuesto en lecciones anteriores. Utilizando como referencia el esquema de la magia podríamos decir que muchas de estas narrativas, de estos mitos populares, son magia negra, pues nos alejan claramente del objetivo de crecimiento hacia un cuadrante en el que se supone que hemos elaborado las pérdidas. Pero «... Dichos mitos confirieron a los *sapiens* la capacidad sin precedentes de colaborar en gran número [...] Esta es la razón por la que los *sapiens* dominan el mundo [...] Un gran número de extraños puede cooperar con éxito si cree en mitos comunes [...] Los tipos de cosas que la gente crea a través de esta red de narraciones son conocidos en los círculos académicos como "ficciones", "constructos sociales" o "realidades imaginadas" [...] una realidad imaginada es algo en lo que todos creen y, mientras esta creencia comunal persista, la realidad imaginada ejerce una gran fuerza en el mundo».

Ya te decía yo que la magia es poder. Una narrativa cargada de los elementos emocionales apropiados puede tener un poder transformador casi ilimitado.

Las historias nos aportan:

- Significado.
- Información para sobrevivir.
- Poder.

Ojo entonces con lo que nos contamos sobre nosotros mismos y sobre lo que nos rodea. Nos vendría muy bien revisar esas narrativas que organizamos en nuestro día a día, pues ellas son la expresión evidente de nuestro sufrimiento.

> Dime qué me cuentas y te diré qué has vivido, cómo han sido tus relaciones vinculares tempranas y qué te produce el sufrimiento actual que padeces.

Debemos aprender a traducirnos, es clave. Si nuestros padres fallaron en esa labor, lo cual es normal y universal, pues los padres perfectos no existen, debemos hacernos cargo cada uno de nosotros. Es nuestra responsabilidad como adultos, así como la resignificación y la renarración de nuestra historia. En el caso de los profesionales de la psicoterapia, en palabras de Milton Erickson: «Todas nuestras estrategias terapéuticas deben orientarse hacia la cocreación, junto con nuestros pacientes, de una realidad en la que puedan desarrollar por sí mismos el nivel de confianza necesario para la utilización de sus recursos personales en la consecución de metas apropiadas».

¡Cuánto me gustan estas palabras! Además, Erickson afirmaba, igual que yo, que «tú sabes algo que no sabes que sabes. Tan pronto descubras eso que ya sabes, sin saber que lo sabes, podrás empezar a cambiar».

Esta frase podría resumir todo lo que hemos hablado. Ahora ya sabes que sabes. Ya te he contado en lo que hay que ahondar, cómo funcionamos escondiendo a nuestra conciencia lo que nuestro cuerpo grita. Busca ayuda para aprender a traducirte. Nos construimos y narramos a través del vínculo y debemos hacer la reconstrucción, la renarración en relación con otro que suponga una base segura para nosotros. No dejes de hacerlo, por favor. El cese de tu sufrimiento y tu paz interna serán tu recompensa.

Y ¿qué puedes ir haciendo tú? En las siguientes lecciones hablaremos de prácticas saludables, sanadoras y empoderantes. Muchas de ellas, si no todas, ya las conoces, pero quiero mencionarlas, incluyendo alguna sugerencia específica que puede resultarte útil.

Lección 58

El proceso terapéutico ideal

1. ¿Cuál es el ingrediente fundamental del proceso terapéutico ideal? Exacto, el terapeuta. Y más concretamente el vínculo que genera con su paciente. Era lógico deducirlo después de lo que hemos venido trabajando. Si el vínculo es lo que realmente sana, el ingrediente principal en un proceso que busca la ayuda en la transformación de otro ser humano ha de ser el vínculo que se genere entre las dos personas implicadas, y eso es responsabilidad, sobre todo, de una de ellas.

Dicho esto, es imprescindible tener en cuenta la idea de agencia, es decir, cada uno de nosotros, a medida que maduramos, tenemos la obligación y el derecho de hacernos cargo de nosotros mismos, de sentir que tenemos el control de nuestra mente, de nuestro cuerpo y de nuestras decisiones. Esto, en mi opinión, no puede terminar de conseguirse sin la debida elaboración de duelos. Hay muchas maneras de llevarla a cabo y la psicoterapia es una de ellas. Pero, aunque sea uno de los objetivos terapéuticos (y, por tanto, cabe esperar que vaya sucediéndose a medida que avanza el proceso), si desde el comienzo no hay un mínimo de capacidad de hacerse cargo, de motivación para el cambio y de compromiso con el esfuerzo que supone la psicoterapia, por muy buenos profesionales que encontremos, no va a aportar los resultados deseados. Por tanto, en este sentido, el paciente y su idiosincrasia serán también un elemento (o ingrediente) fundamental que condicione los resultados. Todos los estudios que se han venido haciendo para investigar estos fenómenos confirman y recalcan esto. Por eso vamos a hablar de «la visión de futuro» en la próxima lección.

2. ¿Y el segundo? Una adecuada y exhaustiva evaluación. Sin la menor duda. Si eres un profesional de la psicoterapia, mi contundente recomendación es que no comiences un proceso de intervención sin llevar a cabo el psicodiagnóstico que de verdad te permita entender y ver a tu paciente (esto es lo importante y no llegar a encontrar «la etiqueta»). Y si eres el paciente, exige que tu terapeuta se tome la molestia de saber quién eres y en qué puede ayudarte.

Cuando nuestros pacientes vienen a la consulta, requieren soluciones, estrategias y fórmulas mágicas. Los padres nos piden pautas para manejarse con sus hijos. Es muy difícil resistirse a dar esas recomendaciones, pero ahí está el reto. Recordemos lo que decíamos en lecciones pasadas, que una parte de nosotros quiere una cosa y la otra, la contraria, y que ambas son legítimas. A nosotros nos interesa que se sienta vista, escuchada, entendida y traducida sea la que siempre ha estado en la sombra, la que no tiene voz. Esa, créeme, está encantada con que nos tomemos el tiempo necesario para atenderla adecuadamente. Sobre todo:

- Si explicamos desde el principio en qué va a consistir todo el proceso y por qué.
- Si legitimamos el deseo de obtener soluciones mágicas ya, pero afirmamos que estamos seguros de que le va a parecer bien que hagamos ese trabajo de evaluación porque va a redundar en mejores resultados. ¿Cómo iba a ser si no? ¿Cómo vamos a saber qué hay que hacer si no sabemos qué pasa? ¿Y quién es ese al que le pasa?

No obstante, tienes más información en la lección 62, titulada «¡Vamos con las pautas!».

Hay unos cuantos elementos que son indispensables para la evaluación: la línea de vida, el genograma y, por supuesto, explorar la historia de trauma y la disociación. Yo incorporo siempre una prueba psicométrica de personalidad y también unas cuantas proyectivas.

Existen muchos test muy útiles para medir e investigar diferentes variables, aunque no voy a señalar aquí ninguno en particular. Sí insisto en que se exploren las áreas necesarias y en que se haga en la consulta, con nuestro paciente, y dando más importancia a qué cuenta y a cómo lo cuenta que a la cifra resultante o al perfil determinado que nos ofrece la corrección. No estemos en una investigación, y hay que recordar que la evaluación en clínica es para actuar y producir un cambio, para intervenir, no para comparar resultados entre sujetos de estudio.

3. ¿Qué técnica resulta absolutamente eficaz? EMDR.

Voy a hablar muy sucintamente de esta técnica. EMDR es el acrónimo en inglés de Eye Movement Desensitization and Reprocessing. Es una técnica psicoterapéutica especialmente indicada para el trabajo con experiencias traumáticas y que se traduce como «desensibilización y reprocesamiento por movimiento ocular».

Fue desarrollada por Francine Shapiro en 1987 con el siguiente presupuesto teórico: la existencia de un sistema innato en todos los seres humanos fisiológicamente orientado a la salud. Es equivalente al sistema inmunitario, pero específico para el procesamiento de experiencias psicoemocionales. El sistema se activa cada noche de forma natural durante la fase REM del sueño con el movimiento sacádico de los ojos. Se ha comprobado que esto favorece la sincronización de la información atesorada en sendos hemisferios cerebrales. En condiciones ideales, la información somatosensorial, emocional y cognitiva quedaría así perfectamente integrada, lo que conferiría la oportunidad de elaborar una respuesta adaptativa a los retos del día a día y de producir aprendizaje.

La patología se crearía al bloquearse dicho sistema, que se conoce en la actualidad por el acrónimo PAI (procesamiento adaptativo de la información). El bloqueo supondría que la información referente al suceso que se ha vivido queda aislada, y no integrada, del resto de las redes neuronales. Ya hemos visto cómo, cuándo y por qué sucede esto. Recuerda: cuando hemos de silenciar información que proviene de una parte de nosotros que es tan importante y legítima como la que nos pide que callemos.

Reproducir voluntariamente, y en nuestra consulta, el trabajo que el cerebro realiza espontáneamente en sueño REM fue la genial inspiración de Shapiro. Eso es lo que hacemos cuando les pedimos a nuestros pacientes que sigan el movimiento de nuestros dedos con sus ojos procurando no mover la cabeza, cuando les damos toques alternantes en sus manos, piernas u hombros (*tapping*) o les ponemos unos auriculares con un sonido igualmente alternante. Son las diferentes maneras de producir la esencia del funcionamiento de EMDR o de lo que hace nuestro cerebro en la fase REM: la estimulación bilateral (EB), responsable de esa sincronización hemisférica que hemos mencionado.

Inicialmente, Francine Shapiro pensó que solo estaba desarrollando una manera extraordinariamente eficaz para desensibilizar, pero los llamativos e interesantes resultados que iban consiguiendo sus pacientes le llevaron a deducir que se estaba produciendo algo más que una desensibilización. Ella lo llamó reprocesamiento, y supone un cambio drástico y duradero en el sistema de creencias del individuo.

Esto es lo que convierte la técnica, a mi juicio, en una forma revolucionaria de trabajo, pues permite presenciar cómo un proceso que generó inexorablemente una narrativa tan incompleta, incoherente, falsa y desadaptativa es invertido y transformado en otro muy distinto: el de la saludable integración de la experiencia, con una narrativa radicalmente distinta, coherente, completa, integradora y adaptativa.

Por eso parece magia. Por eso me gusta tanto.

4. ¿Qué proceso es imprescindible? La elaboración de duelos para la generación de narrativas completas, coherentes, integradas y eficaces.

Salir del bucle de la reivindicación y resignificar lo vivido es el paso previo para tomar la batuta de la responsabilidad sobre mi felicidad y mi bienestar.

Es no tener miedo a que se active la RND, sino todo lo contrario: buscar el momento de conectar con uno mismo para aumentar la conciencia, la propiocepción y el conocimiento de uno mismo. Es poder pasar a la acción, dejar de vivir el mismo día una y otra vez. No dejes que eso suceda, vivir el mismo día ochenta años no es vivir.

Dicen por ahí que la mejor manera de no tener miedo es no tener esperanza. Yo diría que tener esperanza en que pasen cosas que no ocurrieron y que ya no van a suceder es lo que nos congela en el tiempo. Dolernos por lo que no fue, aunque tuviéramos el derecho a que hubiera sido, es mirar de frente al miedo que es imposible no sentir, pues es mirar al vacío y a la soledad. Y es liberarse y es crecer.

Es amarse. Es magia blanca.

Es la posibilidad de tener nuevos miedos y nuevas esperanzas.

Es pasar a la acción, donde todo es posible.

Lección 59

La visión de futuro

Dicen los libros que tratan el tema que la visión es el ingrediente esencial de un liderazgo exitoso. Si queremos tener agencia sobre nuestras vidas, es importante que seamos los capitanes de nuestro propio barco, los jefes de la empresa que más merece la pena dirigir, nosotros mismos. Y para eso, tenemos que saber qué queremos y, con ello, hacia dónde vamos. De alguna manera, debemos liderar el cambio al que nos comprometemos cuando iniciamos un proceso psicoterapéutico.

¿Tú sabes lo que quieres? Responder a esta pregunta es más difícil de lo que parece. Es posible que incluso hayas sentido incomodidad al leerla. Llevo preguntándolo en consulta más de treinta años y siempre produce tensión. De hecho, suelo comenzar con la siguiente pregunta: «¿Qué es lo peor que crees que podría pasar si consigues alcanzar los objetivos terapéuticos (sean los que sean: librarte de un determinado síntoma, dejar de sufrir tanto, mejorar tu relación de pareja, mejorar tu relación con tus hijos, dejar de sentir el deseo constante de hacerte daño, etc...)?».

La respuesta automática es siempre una reacción, no tanto una respuesta (es distinto responder que reaccionar; lo segundo es un automatismo y con frecuencia puede resultar un secuestro emocional, un impulso, algo que no ha sido «pasado por la corteza»): «¿Lo peor, dices? ¡Nada! ¡Qué iba a haber de malo en conseguirlo! ¡Sería estupendo!». Venga, vale, voy a repetir la pregunta...

En esa segunda reflexión aparecen la magia... y el miedo. Porque da mucho vértigo pensar en cambiar esquemas aprendidos hace muchos años y que, más mal que bien, nos ayudaron a sobrevivir y nos han llevado hasta donde estamos.

«¿Qué pasará entonces si suelto? ¿A dónde iré?», ¿Cómo se hace eso de funcionar diferente a como lo he venido haciendo toda mi vida?», «¿Me estaré traicionando? ¿Estará siendo desleal a todo mi sistema?», «¿Me quedaré solo?», «¿Sabré hacerlo?», «¿Acaso lo merezco? ¿Acaso no es imposible que me pasen cosas buenas?».

Este puñadito de interrogantes es solo una pequeña muestra de lo que se nos pasa por la cabeza frente a esa pregunta. ¡Y qué bueno es darse cuenta desde el comienzo del proceso! Sin ser consciente de todas las variables que están influyendo en él, no hay posibilidad de triunfo.

Así, tomar consciencia de lo difícil que es conectar con lo que uno quiere y permitirse soñar con ello y construir una «película» que lo represente debe ser una de las tareas de un proceso de psicoterapia que quiera ser no solo eficaz, sino eficiente.

Piensa que:

- No vamos a saber diseñar las estrategias para llegar a un destino si no sabemos a dónde vamos. El qué debe ir siempre delante del cómo.
- No es posible contrarrestar el miedo al fallo, a la deslealtad y a la incertidumbre si no lo enfrentamos; y qué mejor manera de hacerlo que en el contexto psicoterapéutico, con nuestro terapeuta.

- Para trabajar en permanecer en el presente (algo que no nos cuestionamos), necesitamos conocer, traducir, integrar y hacer las paces con el pasado, así como en diseñar la vida que queremos (y merecemos) vivir.

En la siguiente lección, vamos a ver algunas cuestiones clave sobre cómo lo planteamos nosotros.

Lección 60

Construir la visión

Hemos comentado la importancia de que el paciente (o consumidor de la psicoterapia) lidere su proceso de cambio, pero seguro que en la mente de todos está la necesidad de que esta sea una tarea compartida por ambos, terapeuta y paciente. Si pudiéramos hacerlo todo solos, los terapeutas sobraríamos. Además, del mismo modo que nos construimos en relación, debemos «reconstruirnos» en relación también. ¿Hay personas que realizan este proceso solas? Sí, seguro que sí. Hay gente con unos talentos y unas capacidades que a la mayoría nos resultan sobrenaturales. No obstante, la mayoría de las historias de superación de estos «superhumanos» involucran a otra persona que, de alguna manera, inspiró, motivó o acompañó su tránsito por el cambio.

Esperamos que el terapeuta lidere el proceso, claro que sí. Su papel no debe ser el de un mero gerente que garantiza que las tareas que le han enseñado y que componen su modelo de entender e intervenir en psicoterapia se cumplan. No, debe ir más allá. Enseguida veremos a dónde. Pero esto no debe restar ni hacerle esperar mucho de su paciente. Jamás debemos hacernos cómplices de la posición sumisa de alguien que espera que el terapeuta y el proceso obren el milagro. Eso no funciona y, además, genera codependencia y alarga las intervenciones años y años. Por eso creemos profundamente en los procesos breves y en la participación activa de terapeuta y paciente.

Dicho esto, ¿cómo construimos esa visión? Esta es la pregunta que pretendo responder en esta lección. Empecemos por lo que no debemos hacer, solo para producir algo de impacto y que tomemos conciencia de su importancia, aunque lo veremos con detalle en cuanto pasemos a ver lo que sí hay que hacer. Bien, pues lo que no hay que hacer puede resumirse en estos tres puntos:

- No tenerla. De perogrullo, pero estrictamente necesario. Debemos trabajar en construirla sí o sí. No cuestionemos esto porque no es negociable.
- No buscar, durante la evaluación, qué barreras defensivas y beneficios secundarios nos van a dificultar ayudar a nuestro paciente a construirla y acompañarle a sentirse a gusto ahí.
- No perseverar. No es un trabajo fácil y puede que veamos que nuestro paciente sufre, se frustra, se sabotea y nos lo pone muy difícil. Así, tendemos a retrasar, a desplazar para más adelante o, incluso, a abandonar. Y nos arrepentiremos, seguro. Hazme caso.

Lo que sí debes hacer, muy *grosso modo*:

1. A pesar de los pesares (tuyos y de tu paciente), ponte a la tarea.

Explícale a tu paciente, legitima su miedo y ayúdale a «bajar» a la tierra su deseo. Dale permiso para permitirse soñar. Estimula su capacidad de hacerlo y toma nota de las creencias limitantes que se lo están impidiendo. Será un material valiosísimo para sacar conclusiones durante la evaluación, como una prueba más de entre las que utilizarás en esa recogida exhaustiva de información que harás en las primeras sesiones.

Recuerda, no obstante, que no hay que construir la visión en el primer intento. A veces, el primer día basta con hablar de ello, de la importancia que tiene y de las dificultades que observamos. La cuestión es que forme parte de las sesiones sí o sí. Poco a poco, le iremos dando forma y contenido, y consiguiendo que nuestro paciente se sienta más a gusto ahí.

2. Empieza por lo que no va a formar parte de ese futuro, de esa vida que queremos diseñar; lo que no cabe, lo que el paciente no quiere para su vida en un determinado plazo de tiempo. Suele ser útil, cuando hay muchas dificultades. Y además de útil, suele ser más fácil. ¡Y empoderante! Todos solemos mostrar más coraje y empuje cuando listamos lo que ya no estamos dispuestos a tolerar. Después, podemos ver cómo le damos la vuelta y transformamos esa lista en, al menos, un puñadito de cosas que sí deseamos.

3. Hazla concreta. Primero puede ser algo ambigua, poco definida, sin detalles concretos sobre lo que va a ser o no esa vida con la que sueña. Lo importante en esos primeros momentos, como ya hemos dicho, es trabajar en darse permiso y ver dificultades.

Pero, poco a poco, debe ser capaz de describir cómo sería un día cualquiera, al lado de quién estaría, desempeñando qué actividad; y también uno excepcional, un cumpleaños, un festivo, las vacaciones. Ha de poder dibujar lo que considera una buena vida, unas buenas relaciones (consigo mismo y con los demás), un buen trabajo, y bajar a tierra esa idea para hacerse cargo de los pros y los contras y ajustar.

4. Diseña una estrategia. La visión nos proporciona direc-

ción. Como ya hemos comentado, no es posible diseñar un mapa y unas estrategias concretas si no tenemos claro qué queremos y hacia dónde nos dirigimos.

Esto nos ayuda tanto a terapeutas como a pacientes. Por eso no paro de insistir en el valor de un informe en el que expongamos nuestras conclusiones acerca de lo que, a nuestro juicio, explicaría cómo ha llegado hasta ahí y qué conflicto interno está detrás del sufrimiento de nuestro paciente; pero también debe recoger qué objetivos perseguimos, hacia dónde vamos y cómo vamos a llegar hasta allí.

Si no hacemos esto, incurriremos en lo que se conoce como una activa inacción. Unos y otros, pacientes y terapeutas, estaremos haciendo un millón de cosas, atareadísimos durante meses o años, y no llegaremos al buen puerto al que queríamos llegar. ¿O es que, en el fondo, no queríamos ni salir del puerto en el que estábamos? Ya sabes que una de las voces del paciente está al servicio de eso... No nos hagamos cómplices de su miedo y desarrollemos, con toda la consciencia del mundo, nuestra labor terapéutica.

Ten en mente, con cierto nivel de detalle, y luego diseña qué vas a hacer en las sesiones del primer, segundo y tercer tramos del proceso psicoterapéutico. Sí, comienza dividiéndolo en tramos. Quizá, evaluación, intervención propiamente dicha y cierre, para empezar. Después, desdobla y reparte tareas para las sesiones que hayas decidido que debe tener cada tramo.

Tener claro *a priori* el contenido de las sesiones no solo no es coercitivo para nuestro paciente, sino que la seguridad que esto nos proporciona le aporta confianza, estructura y energía. Esto no significa que no dejemos espacio a una cierta improvisación y plasticidad.

Lo veremos enseguida en la lección dedicada a la hormesis y la flexibilidad.

5. Crea una visualización, con esa visión que has construido con el paciente, que irás repitiendo y modificando, en la medida en que vaya siendo necesario, al final de cada sesión. Yo recomiendo que el terapeuta guíe al paciente, que escuchará con los ojos cerrados mientras visualiza lo que el terapeuta le va describiendo, y conectará con las emociones y sensaciones que todo ello le produce.

Lo que ocurre durante esas visualizaciones supone una información valiosa que tendremos en cuenta en nuestro esquema de intervención.

Lección 61

Hormesis y flexibilidad

¿Conoces el concepto de hormesis? Deja que te cuente, a modo de introducción, una historia importante.

A finales del siglo XIX, un farmacólogo alemán llamado Hugo Schulz realizaba experimentos con levaduras en su laboratorio. Su objetivo era evaluar el efecto de diferentes sustancias químicas en estos organismos unicelulares. Para su sorpresa, Schulz observó que ciertas sustancias tóxicas —cuando eran administradas en dosis muy bajas— no solo no dañaban las levaduras, sino que las hacían más activas y resistentes. Era una contradicción aparente: lo que en altas dosis mataba, en dosis pequeñas estimulaba.

Este hallazgo dio origen a un principio biológico que hoy conocemos como hormesis y que ha sido ampliamente confirmado desde entonces en campos como la toxicología, la farmacología, la biología celular y, más recientemente, la neurociencia y la psicología del trauma. La hormesis plantea que los organismos vivos poseen una sorprendente capacidad de adaptación frente a pequeñas dosis de estrés o agresión, y que esas exposiciones leves pueden convertirse en auténticos disparadores de crecimiento, fortalecimiento y resiliencia.

En pocas palabras: lo que no te mata te hace más fuerte... si la dosis es adecuada.

Pero la hormesis no es una licencia para romantizar el sufrimiento. Todo lo contrario: es una invitación a comprender que existe una ventana de tolerancia dentro de la cual el sistema puede no solo resistir el impacto, sino usarlo para evolucionar. En dosis mínimas, un veneno puede ser un estímulo. En dosis excesivas, incluso el estímulo más noble puede volverse tóxico.

En el terreno de la salud mental y del trauma, este principio resuena con especial fuerza. La experiencia de daño psíquico, si es abordada en condiciones de seguridad, acompañamiento y sentido, puede dar paso a procesos de transformación profunda; pero fuera de ese contexto puede devastar. El secreto está en la dosis, el contexto y el momento.

Veamos cómo conecta la hormesis con algunos puntos clave de los que hemos hablado:

Ventana de tolerancia

¿Recuerdas a Daniel Siegel? Vamos a hacer un poco de memoria: la hormesis solo es posible dentro de un rango óptimo de activación, lo que Siegel denominó ventana de tolerancia.

Dentro de este rango, el sistema nervioso puede procesar estímulos intensos sin desorganizarse ni disociarse.

Una experiencia estresante, dentro de esta ventana y sostenida en un vínculo seguro, puede volverse integradora. Fuera de ella, el mismo estímulo puede generar retraumatización.

Crecimiento postraumático y resiliencia

La hormesis ofrece un marco biológico al concepto de resiliencia: no nacemos fuertes, nos hacemos fuertes a través del desafío sostenido en un entorno que lo permita.

Los relatos de personas que «salen reforzadas» de una experiencia traumática no hablan de suerte, sino de una adaptación hormética en acción: exposición, regulación, aprendizaje, sentido.

Psicoterapia como exposición graduada

Muchas intervenciones terapéuticas funcionan bajo la lógica hormética: exponemos al paciente a dosis pequeñas y controladas de recuerdos traumáticos para permitir que su sistema psíquico aprenda a integrarlas sin colapsar. Esto activa recursos, refuerza la autopercepción de competencia y modela nuevas rutas neuronales. El «veneno» ya no paraliza: activa transformación.

La narrativa como microdosis de sentido

Cada vez que una persona relata su historia traumática en un espacio terapéutico seguro, lo hace fragmento a fragmento, emoción a emoción, símbolo a símbolo.

Esta exposición simbólica y secuencial actúa como una microdosis narrativa que ayuda a restablecer el control, la agencia y la integración del yo. ¿Recuerdas el protocolo de aumento de ventana de tolerancia para trabajar junto con la narración de la línea de vida?

Vínculo terapéutico como antídoto

La hormesis solo puede operar en un entorno regulado. En psicoterapia, ese entorno es el espacio terapéutico y su protagonista, el terapeuta. Su presencia, su mirada, su contención, su capacidad de heterorregulación, sus empujoncitos... funcionan como un «suero fisiológico» que protege y convierte lo potencialmente tóxico en profundamente transformador.

Según estas premisas, ¿podría el secreto estar en la flexibilidad? Podría ser, ¿no te parece?

Verás, en biología se utiliza la expresión flexibilidad metabólica para describir la capacidad del cuerpo humano de adaptarse a diferentes fuentes de energía (glucosa, ácidos grasos, cuerpos cetónicos) según el contexto, las demandas y los recursos disponibles. Esta flexibilidad es un marcador de salud: un sistema rígido colapsa cuando se ve privado de lo habitual; un sistema flexible responde, ajusta, reajusta y aprende.

Lo mismo ocurre en el plano emocional y psicológico. En tiempos donde se idealiza el confort absoluto y se teme cualquier forma de incomodidad, la hormesis, biológica y psicoemocional, nos recuerda algo esencial: no todo lo incómodo es peligroso. A veces, en el malestar habita una posibilidad de transformación.

Como terapeutas, nuestro trabajo no es evitar todo dolor, sino ayudar a nuestros pacientes a volver a confiar en su capacidad de tolerancia, de aprendizaje y de reorganización.

> Eso es, en definitiva, lo que yo llamo flexibilidad psicoemocional, y consistiría en no eliminar por completo el caos, el dolor o el sufrimiento, sino en aprender a moverse dentro de ellos sin perderse, sin desbordarse. Revisemos la posibilidad de navegar nuestras polaridades asumiendo picos ascendentes y descendentes, y manejándonos por todo el espectro sin quedarnos encallados en un extremo y sin que los extremos nos disparen fuera de la ventana de tolerancia.

Así, a modo de reflexión final de esta lección, podríamos concluir que la hormesis no es solo un fenómeno biológico: es una metáfora profunda del desarrollo humano.

Cuando un organismo es expuesto a un reto en dosis pequeñas, si dispone de las condiciones adecuadas, no se debilita: se reorganiza, se expande, se afina. En consecuencia, la flexibilidad psicoemocional no se logra evitando todo malestar, sino entrenando al sistema con microdosis de lo difícil, siempre sostenidas por presencia, vínculo y capacidad simbólica.

Lección 62

¡Vamos con las pautas!

No podíamos dejar de mencionarlas... Ni de comentar un par de cosas sobre ellas que considero universales y absolutamente útiles. Más adelante, la lección 65 incluye algunas recomendaciones que también conviene tener presentes si queremos llevar a cabo procesos psicoterapéuticos integrados en un estilo de vida saludable para que se alcancen los óptimos de bienestar.

Daniel Siegel (sí, una vez más) recomienda en su libro *El cerebro del niño* una estrategia que me parece absolutamente brillante y que yo pongo en práctica desde que lo leí hace años (el libro se publicó en 2011 en su versión en inglés). Te explico. El libro lleva el siguiente subtítulo: *12 estrategias revolucionarias para cultivar la mente de tu hijo*, y la que vamos a comentar y que yo he convertido en «la pauta universal» es la que denomina «Estrategia del cerebro pleno n.º 1», y dice así:

«Conecta y redirige: deslízate por las olas emocionales».

Como he dicho, me resulta brillante. Vamos a reflexionar despacio sobre ella.

Esta estrategia parte de la idea de que cuando un niño está emocionalmente desbordado o alterado, lo primero que se debe hacer es no intentar, o forzar, razonar con él, sino conectar emocionalmente con su hemisferio derecho, el más implicado en las emociones, la experiencia corporal y la comunicación no verbal. Solo después de esa conexión puede introducirse una intervención desde el hemisferio izquierdo, que permite pensar, organizar, entender y poner palabras a lo vivido. La estrategia, por tanto, consiste en validar la emoción del niño desde la presencia, el contacto visual, la sintonía, la voz suave y una narrativa como, por ejemplo, «Veo que estás muy enfadado, es normal, yo estaría igual si me hubiera ocurrido lo que te ha ocurrido a ti», y, después, cuando haya disminuido la intensidad emocional, ofrecerle una explicación, una opción o una alternativa más adaptativa.

Este enfoque favorece la integración cerebral, refuerza la autorregulación y fortalece el vínculo adulto-niño.

Resumiendo, se trata de conectar antes de corregir, porque un niño desregulado no puede razonar, solo sentir, y necesita primero sentirse acompañado, seguro y comprendido.

¿Qué estaríamos haciendo con respecto a los sistemas psicobiológicos y sus dos voces? Seguro que lo has pensado ya. Estaríamos legitimando la voz de la defensa, claro. Respondiendo desde la sintonía emocional se abre la puerta a la heterorregulación, a hablar de ello, pensar en ello y soñar con ello; a la disminución de la perturbación emocional; a la integración de la experiencia; a la obtención de una narrativa... Bueno, completa tú los puntos, ¡estoy segura de que ya te lo sabes! En definitiva, estaríamos favoreciendo que la experiencia se convirtiese en aprendizaje. De todo esto ya hemos hablado largo y tendido.

Pero esta estrategia no es solo válida para los padres y sus hijos, puede ayudarnos a los adultos en la autorregulación. Si practicamos el diálogo interno entre las dos voces con esa mirada, obtenemos una perspectiva útil de lo que lo que tenemos que hacer y de lo que nos va a funcionar (además de un buen mantra, «conecta y redirige, conecta y redirige, conecta y...»).

En resumen, cuando me piden pautas, siempre les hablo de Siegel y de su estrategia n.º 1, y les invito no solo a practicarla con sus hijos, si los tienen, sino con ellos mismos y con otros adultos. Es una de las mejores estrategias de afrontamiento en las relaciones.

Y hablando de estrategias...

Lección 63

Empujón o salto

Una buena parte de lo que sé sobre psicoterapia, ya lo he dicho, lo he aprendido en consulta, con mis pacientes. He compartido mucho de ese aprendizaje en este libro, pero quiero explicarte ahora una cosa más. La última, de momento. Esta estrategia reflexiva es una metáfora de lo que, en determinados momentos, puede suponer la necesidad de avanzar en un punto concreto del proceso. La he llamado «empujón o salto».

La idea me la inspiró un adolescente trabajando en caja de arena. Estábamos representando pasado, presente y futuro. Él decía que si él, en ese momento, con catorce años, pudiese decirle algo a su yo de ocho años, el que sufrió un periodo intenso de bullying, sería: «Tenías que haber dado un buen empujón». Se refería a la puerta del baño en el que le habían encerrado unos matones de su clase mientras le insultaban y se reían de él al otro lado.

«Tenías que haber dado un montón de empujones y haberte marchado mientras les decías que a ti no se te podía intimidar fácilmente y que sabías defenderte de gente como ellos», eso repetía mi querido niño grande mientras miraba al muñeco que le representaba en el pasado, a sus ocho años, y reproducía la escena.

Cuando pasamos a trabajar sobre lo que le conflictuaba en el presente, primero le expliqué lo que decía Pierre Janet sobre los actos de triunfo, esas acciones o movimientos que se nos quedan sin hacer, como atascadas, cuando estamos viviendo una escena de alto impacto emocional y el miedo no nos permite actuar adaptativamente, pero que habrían resultado en algo que nos habría liberado, nos habría conducido a una sensación de éxito, de habernos podido expresar asertivamente y defendernos (de ahí el nombre). Luego le propuse que imaginase a su yo del futuro dándole alguna recomendación tan valiosa como la que le había dado su yo del presente al del pasado. Él volvió a pensar en el empujón, pero se había representado en el presente metido en un pozo, por lo que el empujón no le iba a servir, pues eran muros demasiado altos y fuertes los que le rodeaban. Esto solo significa que hay que saber qué estrategias utilizar en cada caso. Si los muros que hay que atravesar no son «empujables», ya sabes, Mahoma y la montaña en versión idónea para el caso...

Como lo veía un tanto bloqueado, le sugerí, mirándole a los ojos: «¿Y qué me dirías de un salto?». Se quedó pensativo pero sonriente. «Solo necesito encontrar algo que me sirva de palanca», contestó.

¡Esa es la clave tantas veces...!

En los procesos terapéuticos, como en la vida a veces, para conseguir el cambio, para dar ese primer paso que es el más difícil, o incluso el quinto, ¡qué sé yo!, solo hace falta preguntarse: ¿empujón o salto? Y encontrar algo que nos sirva de palanca. Ese algo puede ser cualquier cosa, incluido un sueño; por supuesto, una visión. Sabías que iba a enlazarlo con esto, ¿verdad? Sí, es más fácil parar y hacerse la bendita pregunta si uno está motivado y empoderado por una visión que ha construido, que sé que me merezco y que me he dado permiso para poder vivir.

Esto lo he reproducido una y otra vez en diferentes procesos con diferentes pacientes y siempre les ha ayudado a caer en la cuenta y avanzar. Espero que, junto al «conecta y redirige» de Daniel Siegel, esta estrategia te sirva.

Lección 64

Honra tu corteza

Esta lección es una pequeña oda al córtex cerebral y una invitación a que te acuerdes de que lo tenemos por algo y de que es maravilloso que lo utilicemos como corresponde, porque así seremos infinitamente más eficaces en la gestión de los conflictos; y ya hemos dicho que esa es la clave para la salud.

Llegados a este punto del libro, recoge todo lo que has reflexionado y aprendido con su lectura (que digo yo que algo será, o eso espero de corazón) y medita más sobre ello, dale mil vueltas, coméntalo, habla, piensa y sueña con ello. Estarás haciendo mentalización, que ya sabes que es fundamental en el proceso de maduración y de superación de obstáculos.

Tuve una paciente que me decía: «Eres mi corteza y eso me deja muy tranquila». Eso está bien durante un tiempo en el proceso, tenlo en cuenta si eres terapeuta o lo quieres ser, pero que no se te olvide que es un derecho y un deber de todos adquirir la autonomía y la satisfacción que proporcionan el pensar sobre lo que se siente y sentir sobre lo que se piensa.

Honremos nuestras cortezas y sintamos la alegría que nos da sentirnos dueños de nosotros mismos y no de nuestros impulsos incontrolados (que no incontrolables).

Lección 65

Acciones imprescindibles:
la regla de las cinco emes

Todos estamos de acuerdo en lo que consiste llevar una vida saludable. El reto está en tener la disciplina para hacer las tareas que los expertos nos recomiendan.

¿De dónde saco yo la fuerza de voluntad que genera disciplina? En primer lugar, del permiso. Ya sabemos al servicio de qué está que yo no evolucione, que no crezca, que no me cuide...

Por eso es importarte conocerse, entenderse, resignificarse y quererse. Y por eso es imprescindible buscar ayuda psicoterapéutica en tantos casos. No hay que sufrir más de lo estrictamente necesario intentando, a solas, cual barón de Münchhausen, sacarse a flote de las arenas movedizas tirando de nuestra propia coleta. Confía y busca a otro ser humano en quien resonar para abrir tu caja de Pandora e iluminar tus demonios. Verás cómo resulta mucho más sencillo.

No obstante, debemos recordar algunas de las cosas que sabemos infalibles para ir contrarrestando los esquemas empobrecidos y limitantes, y cambiarlos por los que van a ayudar en la tarea transformativa. Es lo que yo llamo la regla de las cinco emes, cada una seguida de una vocal distinta (así es más fácil construir una regla nemotécnica para no olvidarlas):

«Manualizar»

La palabra no está en el diccionario, pero sí en nuestro vocabulario actual y hace referencia a realizar alguna tarea con las manos. Pinta, borda, haz puzles, monta maquetas, cocina, trabaja en el jardín, cose, cultiva, haz velas, jabón o tocados, toca un instrumento... Múltiples estudios asocian trabajo manual con desarrollo cerebral.

Y, desde luego, escribe. En tu diario. Con bolígrafo y papel. Llevar un diario es una tarea indiscutiblemente relacionada con el éxito en el autoconocimiento y en la adquisición de autoconsciencia.

Meditar

Empieza el día meditando. Y acábalo meditando también. No te arrepentirás. Medita sobre la gratitud y sobre el perdón a diario, nada hay más sanador. Dispones de cientos de vídeos en YouTube, de aplicaciones para teléfonos y tabletas, de pódcast, etc. que suponen un buen arsenal de ejercicios que puedes probar hasta que encuentres el que a ti te funcione, con el que estés más cómodo o te guste más.

Puedes meditar activa o pasivamente. La meditación pasiva suele ser más exigente. Yo la recomendaría para un segundo nivel. La meditación activa supone hacer visualizaciones guiadas y suele ser más fácil para principiantes.

No obstante, busca lo que más te encaje, lo que más vaya contigo y mejor te siente, y no dejes de practicarla. Meditar ayuda a mentalizar, a conectar con la RND y a aumentar la consciencia, la propiocepción y el autoconocimiento.

Todo ello ayuda a ser más exitoso en lo que haces porque repercute directamente en tu capacidad para anticiparte y planificar.

Minimizar

Minimiza el tiempo que estás «enredado» en un entretenimiento pasivo, que no aporta ni nutre, sino que solo resta; el tiempo que estás expuesto a la luz artificial y no al sol (de manera segura) y en contacto con la naturaleza; el consumo de comida basura (azúcar, bebidas gaseosas, fritos, comida precocinada), de tabaco, de alcohol...

Minimiza lo que te parece tan terrible de esa contestación de tu hijo, de tu compañera o de tu vecino... Tomar perspectiva de nuestros problemas, verlos con un poquito de distancia (ya sabes, fuera de la equivalencia psíquica) y con una buena dosis de humor, siempre siempre ayuda. Hasta podemos verlos como una oportunidad de aprendizaje y crecimiento. Ya sé que eso es para nota, pero ¡podemos hacerlo! Ya sabes, honra tu corteza.

Moverse

Camina, corre, practica yoga, ve al gimnasio, baila un rato en casa...

También son innumerables las opciones de que disponemos en todos los formatos imaginables. Si no encuentras la tuya, inventa una.

Muscular

Las neuronas. Lee un rato cada día, aunque solo sean quince o veinte minutos. Trata de aprender algo nuevo también. Cada día. Esto fomenta la neurogénesis, que es la formación de nuevas neuronas y que nos garantiza ralentizar el deterioro cognitivo producido por la edad.

En todas las tareas que te propongo puedes encontrarte incómodo, sobre todo al principio. Es parte de lo bueno, ya sabes. ¡Repasa el concepto de hormesis de la lección 61!

Lección 66

El pajarito blanco revisitado

Ha llegado el momento de volver a la novela *El pajarito blanco*. Y de acercarse volando hasta la isla que hay en medio del Serpentine, en los jardines de Kensington, donde nacen todos los pájaros que, algún día, se convertirán en niños y niñas.

En esa isla vivía Peter Pan, quien, con una semana, recordó que había sido pájaro y que aún podía volar, y escapó por la ventana una noche. De hecho, según James Barrie, todos podríamos volar si estuviéramos tan convencidos de poder hacerlo como lo estaba aquella noche Peter Pan mientras miraba los árboles de los jardines.

Sostiene Barrie que los niños son un poco indómitos las primeras semanas y que sienten un gran hormigueo en los hombros, en el lugar donde tenían las alas... Pareciera que al crecer fuésemos perdiendo ese cosquilleo. ¿En qué momento nos vemos imposibilitados de volar? Yo creo que nunca. ¿Estás de acuerdo conmigo ahora que estás acabando el libro? ¿Y quién se encarga de que nunca perdamos la capacidad de volar? Exacto, la defensa. Ella es la que no se cansa de recordarnos la tarea que tenemos pendiente para con nosotros mismos y con esa capacidad de volar, de soñar, de hacer magia sin necesidad de ser eternamente un niño. Quizá hayamos perdido la inocencia, sí, pero ¡podemos llegar aún más alto en nuestro vuelo! Con la magia del conflicto entre partes resuelto y el polvo de hadas que genera esa complicidad entre ambas.

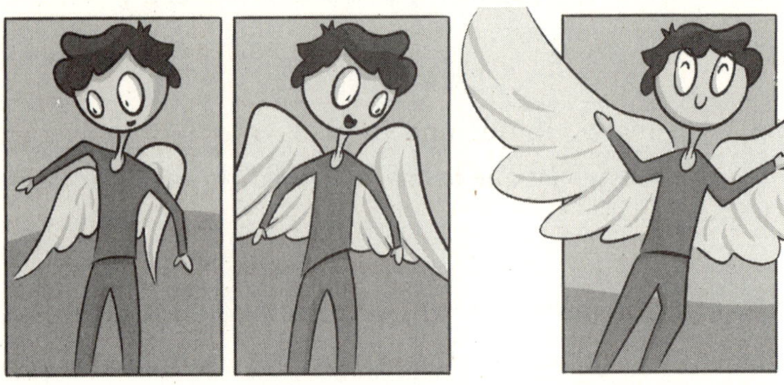

Pero volvamos a la habitación de David. Lo habíamos dejado en la cama con su madre haciéndole una maravillosa pregunta: «¿Me he portado bien hoy, querido hijo?».

Me conmueve cada vez que la leo. Cambiarían tantas cosas en los seres humanos, en las familias, en el mundo si las madres y los padres preguntásemos a nuestros hijos, cada noche, si nos hemos portado bien en lugar de exigirles que hagan examen de conciencia y revisen lo que ellos han hecho mal para procurar ser mejores al día siguiente... ¡Tantas!

Después de lo revisado y aprendido durante las lecciones anteriores vamos a deconstruir esta escena tan potente.

Cuando unos padres preguntan a su hijo si se han portado bien, están reconociendo que ellos también se equivocan y con ello:

- Dando permiso a su hijo para equivocarse.

Si los padres, que son para mí los adultos más guais del mundo y a los que más quiero, se equivocan, yo también puedo hacerlo. Lo importante es darse cuenta, hablar con el otro de lo que hemos hecho mal, reconocer el error, pedir disculpas y aprender un montón de cosas a partir de ese error.

Equivocarse es de sabios, y es la mejor manera, y la más rápida, de aprender.

- Legitimando lo que una vocecilla interna ya le venía chivando al niño y que le hacía sentirse inquieto por dentro y por fuera.

Recuerda que la voz de la defensa se encarga de hacernos ver la realidad de cualquier estímulo que tengamos delante provocando emociones y sensaciones negativas para crear una alerta con respecto a ese estímulo. Aunque sean mamá y papá. Si no se traduce esa experiencia interna, se queda ahí bloqueada, sin palabras, generando inquietud y miedo. El miedo al que se enfrentan todos los niños, cada noche, a la hora de irse a la cama.

¡Esta experiencia de legitimación de la defensa es muy importante para el futuro del niño!

- Haciendo posible la traducción y que la defensa se exprese a través del lenguaje de las palabras.

¡No más disociación! ¡No más alexitimia! ¡No más síntomas!

La defensa pasa a tener el mismo derecho que la vinculación a expresarse a través de narrativas que serán completas, coherentes, integradoras y eficaces.

Ya sabemos cómo de importantes son esas narrativas para que las experiencias que vamos viviendo cobren significado y se generen las creencias adecuadas sobre uno mismo y sobre el mundo que le rodea.

- Posibilitando la mentalización y haciendo muy difícil la disociación.

Esto es garantía de salud y equilibrio. De autoconocimiento, de propiocepción, de consciencia de quiénes somos y de qué nos pasa, de generación de esquemas de funcionamiento adaptativos, de regulación emocional... De gestión satisfactoria de los conflictos. O sea, ¡de salud!

- Impidiendo, en este caso, cuando se active la red neuronal por defecto, que surja la necesidad de transformar la emoción (angustia) en movimiento, ni de disociarla.

Al niño, entonces, no le urgirá ponerse a dar saltos en la cama e hiperactivarse para distraerse de la información que una parte de sí mismo quiere hacerle ver y que otra necesita negar. Tampoco tendrá que generar un síntoma; ni dolor de tripa, ni fobia a la oscuridad, a los fantasmas o a dormir solo. No, nada de esto ocurrirá porque la paz interna que se experimenta cuando aproximación y defensa están en armonía favorece un sueño tranquilo, profundo y reparador, con una buena fase REM en la que se harán los trabajos oportunos de procesamiento de información sin necesidad de desarrollar pesadillas.

- Dando una respuesta contingente.

El miedo más paralizante que existe, el de «desaparecer» si se pierden los vínculos, podría enfrentarse cada noche acompañado de las figuras oportunas, que estarían respondiendo contingentemente a la necesidad que a esas horas tenemos todos los seres humanos: encontrarnos resonando en la mirada amorosa de otro que nos transmite que somos importantes, que valemos la pena, que merecemos amor y que podemos afrontar lo que la vida nos traiga; y que el camino hacia la autonomía no lo vamos a hacer solos.

- Evitando el bucle de la reivindicación.

Al poder hablar de ello, pensar en ello y soñar con ello, se rompe la posibilidad de enredarse en el bucle y el camino hacia los duelos, que, a través de la reparación, queda completamente despejado.

Y los deseos no se ven convertidos en necesidades.

- Posibilitando que el niño desarrolle una idea de sí mismo como alguien capaz de buscar y conseguir ayuda cuando la necesita, y la idea del otro como alguien en quien puede confiar.

Esa es la esencia de sentir a los padres como una base segura, la puerta hacia el crecimiento, la autonomía, la salud, el éxito y la felicidad.

¡Qué bonito sería romper el silencio! Poder hablar de lo que nos pasa. Poder sostener lo que nuestros hijos tienen para contarnos. El mundo sería un lugar mejor. Con mucho menos sufrimiento gratuito.

Corramos la voz. Grita conmigo: ¡rompe el silencio! El trauma psíquico es de todos. Nos incumbe a todos. Lo sufrimos todos.

¿Recuerdas las preguntas que planteaba al comienzo del libro, en la lección de *El pajarito blanco*? Te las recuerdo: ¿esperaba James no crecer para seguir siendo perpetuamente un niño, para ser visto, por fin, por su madre? ¿Se negó el crecimiento al que su hermano no tuvo derecho? ¿Hubo un poco de ambas cosas?

Cuando yo decía que podíamos conjeturar las respuestas a estas preguntas, no me equivocaba, ¿verdad? Se puede. Ya tienes las respuestas. Ahora todo cuadra.

Claro que el niño James esperaba que su madre volviera a reconocerle. No podía salir del bucle de la reivindicación y convirtió en necesidad su deseo de ser visto, sintonizado, comprendido, cuidado, reconocido, amado por su madre. Si la pérdida de su hermano fue traumática, más lo fue todavía que esta supusiera la pérdida de su madre. ¡Cuánta ambivalencia frente a ambas figuras! ¡Qué cantidad de amor y qué cantidad de rabia! Qué necesitado de reparación, de parar el tiempo hasta conseguirla.

Ahora debes seguir sacando tus propias conclusiones. No pares. No dejes de dudar, de preguntarte y de preguntar.

HABLA SOBRE ELLO, PIENSA EN ELLO, SUEÑA CON ELLO

Rompamos el silencio y hagamos del mundo un lugar mejor.

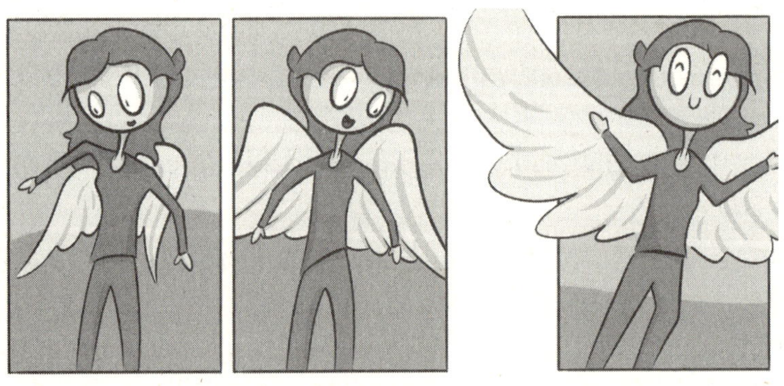

Bibliografía

Aznárez, B., «Variación del protocolo básico de EMDR para el aumento de la ventana de tolerancia a la reexperimentación», en *Revista digital de Medicina Psicosomática y Psicoterapia Breve*, vol. VII, n.º 2, septiembre de 2017, pp. 10-19.

—, *Psicoterapia breve con niños y adolescentes. El arte de entender, manejar, disfrutar y transformar la relación padres-hijos en terapia*, Madrid, Sentir, 2020.

Barrie, J. M., *El pajarito blanco*, Barcelona, Malpaso, 2021.

Bowlby, J., *La pérdida*, Barcelona, Paidós, 2010.

Cyrulnik. B., *Morirse de vergüenza*, Barcelona, Debate, 2011.

Eger, E., *La bailarina de Auschwitz*, Barcelona, Planeta, 2017.

Goleman, D., *Inteligencia emocional*, Barcelona, B de Bolsillo, 2008.

González, Ángel, *Áspero mundo*, Madrid, Ediciones Vitruvio, 2005.

Harari, Y., *Sapiens. De animales a dioses: breve historia de la humanidad*, Madrid, Debate, 2015.

Herman, J., *Trauma y recuperación*, Madrid, Espasa Calpe, 2004.

Holmes, J., *Teoría del apego y psicoterapia*, Bilbao, Desclée de Brouwer, 2011.

Horno, P., *Amor y violencia. La dimensión afectiva del maltrato*, Bilbao, Desclée de Brouwer, 2009.

Hyatt, M., *El líder guiado por la visión*, Colorado, Whitaker House, 2020.

Llenas, A, *Vacío*, Barcelona, Penguin Random House, 2022.

Lovett, J., *La curación del trauma infantil mediante DRMO (EMDR)*, Barcelona, Paidós, 2000.

Marrone, M., *La teoría del apego: un enfoque actual*, Madrid, Psimática, 2009.

Martorell, J. L., *El guion de vida*, Bilbao, Desclée de Brouwer, 2000.

Ogden, P., *El trauma y el cuerpo*, Bilbao, Desclée de Brouwer, 2009.

Payás, A., *Las tareas del duelo*, Barcelona, Paidós, 2010.

Perry, B., *El chico a quien criaron como perro*, Madrid, Capitán Swing, 2016.

Porges, S., *La teoría polivagal*, Madrid, Pléyades, 2016.

Reinhard, D. y T. Wilson, «Just think: the challenges of the disengaged mind», en *Science*, n.º 345, 2014.

Servan-Schreiber, D., *Curación emocional*, Barcelona, Kairós, 2003.

Shapiro, F., *Desensibilización y reprocesamiento por medio de movimiento ocular*, México, Pax México, 2004.

Siegel, D. J., *La mente en desarrollo*, Bilbao, Desclée de Brouwer, 2007.

—, *El cerebro del niño. 12 estrategias revolucionarias para cultivar la mente en desarrollo de tu hijo*, Barcelona, Alba, 2012.

Van der Hart, O., *El yo atormentado*, Bilbao, Desclée de Brouwer, 2008.

Van der Kolk, B., *El cuerpo lleva la cuenta*, Barcelona, Eleftheria, 2015.

Vázquez, M., *Vive más. Reduce tu edad biológica y aumenta tu vitalidad*, Barcelona, Grijalbo, 2023.

Wallin, D. J., *El apego en psicoterapia*, Bilbao, Desclée de Brouwer, 2012.

Yalom, I. D., *Psicoterapia existencial*, Barcelona, Herder, 2010.